常见病自我诊查保养三步走

呼吸系统疾病防与治

主 编 王 刚 宋 涛

U0273641

中国中医药出版社
·北 京·

图书在版编目（CIP）数据

呼吸系统疾病防与治 / 王刚，宋涛主编 . —北京 : 中国中医药出版社，2017.7

（常见病自我诊查保养三步走）

ISBN 978 – 7 – 5132 – 4281 – 3

Ⅰ . ①呼…　Ⅱ . ①王…　②宋…　Ⅲ . ①呼吸系统疾病—防治

Ⅳ . ① R56

中国版本图书馆 CIP 数据核字（2017）第 132521 号

中国中医药出版社出版

北京市朝阳区北三环东路 28 号易亨大厦 16 层

邮政编码　100013

传真　010 64405750

廊坊市三友印务装订有限公司印刷

各地新华书店经销

开本 880 × 1230　1/32　印张 8.25　字数 192 千字

2017 年 7 月第 1 版　2017 年 7 月第 1 次印刷

书号　ISBN 978 – 7 – 5132 – 4281 – 3

定价　38.00 元

网址　www.cptcm.com

社 长 热 线　010-64405720

购 书 热 线　010-89535836

侵 权 打 假　010-64405753

微信服务号　zgzyycbs

微商城网址　https://kdt.im/LIdUGr

官 方 微 博　http://e.weibo.com/cptcm

天猫旗舰店网址　https://zgzyycbs.tmall.com

如有印装质量问题请与本社出版部联系（010 64405510）

内容简介

　　本书分别从认识疾病、预防治疗、日常保养三个方面来阐述支气管扩张、哮喘等22种呼吸系统疾病的防与治。

　　本书语言简洁明了，通俗易懂，并配以简单、清晰的图片，使读者能够很容易地了解呼吸系统疾病的相关知识。

前　言

　　呼吸系统是机体和外界进行气体交换的器官的总称。呼吸系统的机能主要是同外界进行气体交换，吸进新鲜氧气，呼出二氧化碳，完成吐故纳新。呼吸系统包括呼吸道（鼻腔、咽、喉、气管、支气管）与肺。呼吸系统的主要功能有呼吸功能、防御功能、代谢功能以及神经内分泌功能。自然界任何生物，包括动物、植物、微生物，都普遍存在呼吸现象，作为生物界最高级动物的人类，就更是这样。人体时刻进行着生命赖以存在的新陈代谢活动，必须借助大量的氧气，把淀粉、脂肪以及蛋白质等营养物质，通过一系列化学反应转化为可供人体直接吸收的东西；同时，产生二氧化碳、水和其他代谢产物。其中，粪便等由消化道排出，部分水由肾脏以尿的形式排出，二氧化碳则由呼吸道呼出。

　　根据相关调查结果，呼吸系统疾病（不包括肺癌）在城市的死亡率居第3位，在农村则居首位。更应引起重视的是由于大气污染、吸烟、人口老龄化及其他因素，导致国内外的支气管哮喘、肺癌、肺部弥散性间质纤维化，以及肺部感染等疾病的发病率、死亡率持续上升。这说明呼吸系统疾病危害人类日益严重，如不予控制，日后将更为突出，这就需要广大医务工作者及全社会的努力，做好呼吸系统疾病的防治工作，为此我们结合相关经验编写了本书。

　　本书分别从认识疾病、预防治疗、日常保养三个方面对支气管扩张、哮喘等22种呼吸系统疾病进行了介绍。

由于编者水平有限，本书不足之处在所难免，希望各位读者及同仁提出宝贵意见，以便再版时修订提高。

《呼吸系统疾病防与治》编委会

2017 年 6 月

目　录

一　支气管扩张

支气管扩张为一种支气管的慢性异常扩张和组织结构被破坏的疾病。支气管管腔的扩张和变形可广泛发生于气管支气管或者局限于某一肺段或肺叶。常见于两侧肺下叶基底段。

支气管扩张分为三种形状：柱状（梭状）、曲张状以及囊状（囊泡状）。本病可发生于任何年龄，男女均可患病。随着抗生素逐渐应用于急性呼吸道感染的治疗，支气管扩张的发生率在过去 20 年已经显著下降。北半球的伊努特人（Inuit）与新西兰的毛利人（Maoris）中，支气管扩张的发病率为最高。支气管扩张导致的肺部损害是不可逆的（见支气管扩张分型）。

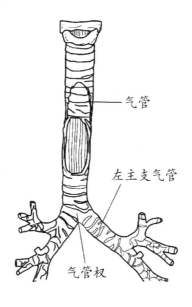

气管

左主支气管

气管杈

认识疾病

★支气管扩张的发病机制

本病在支气管组织解剖结构上呈现不可复原性的扩张及变形。支气管扩张肉眼检查可见支气管壁明显增厚，伴有不同程度的变形，管腔可呈囊、柱状或者梭状扩张。扩张的管腔内常有黏液充塞、黏膜明显炎症和溃疡，支气管壁有不同程度破坏和纤维组织增生。显微镜下可见支气管壁淋巴细胞浸润或者淋巴样结节，黏液腺及淋巴细胞十分明显。支气管黏膜的柱状上皮常呈鳞状上皮化生。支气管壁会有不同程度的破坏，甚至不能见到正常结构，仅见若干肌肉及软骨碎片。管壁上有中性粒细胞浸润，周围肺组织常有纤维化、萎陷或者肺炎等病理改变。

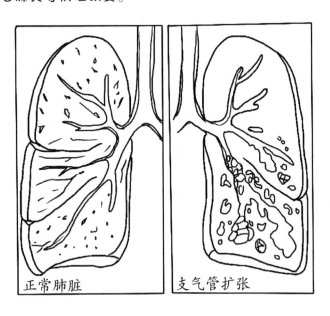

正常肺脏　　　　　支气管扩张

一般炎症性支气管扩张多见于下叶。因为左侧总支气管较细长，与气管的交叉角度近于直角，所以痰液排出比右侧困难，尤其是舌叶和下叶基底段更是易于引流不畅，导致继发感染，所以左下叶支气管扩张较右下叶为多见。舌叶支气管开口接近下叶背支，易受下叶的感染，因此左下叶与舌叶的支气管扩张常同时存在。支气管扩张在上叶尖支或者后支者多数为结核性所致。伴随支气管行走的肺动脉会有血栓形成，有的已重新沟通。支气管动脉也可肥厚、扩张。支气管动脉和肺动脉间的吻合支明显增多。病变进展严重时，肺泡毛细血管广泛破坏，肺循环阻力增加，最后可能会并发肺源性心脏病、甚至会心力衰竭。

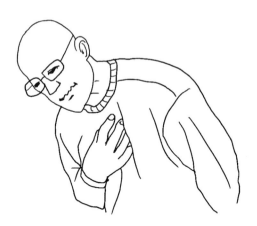

支气管扩张造成的各型呼吸道破坏可以独立存在，也可以混合存在。柱状支气管扩张：支气管不均匀扩张，管腔直径变化不大，末端突然变成方形。

曲张状支气管扩张：支气管异常、不规律的扩张和狭窄，类似曲张的静脉。

囊状支气管扩张：肺泡囊末端有许多大的扩张。这些肺泡囊腔充满脓液，膨胀成气球样，它们接近外周部，称为球囊。

★支气管扩张的病因

◆支气管扩张的主要发病因素是支气管－肺组织的感染和支气管阻塞感染引起管腔黏膜的充血、水肿，使管腔狭小分泌物易阻塞管腔，造成引流不畅而加重感染；支气管阻塞引流不畅会诱发肺部感染。所以两者互相影响促使支气管扩张的发生和发展。先天性发育缺损及遗传因素造成的支气管扩张较少见。

◆多数患者在童年有麻疹、百日咳或者支气管肺炎迁延不愈的病史，以后常有呼吸道反复发作的感染。

◆气管和主支气管扩张比较少见，由于较大的支气管有完整的软骨环、呼吸道清除功能较好，且管径较大，肌层及弹力纤维也较厚，所以不容易发生阻塞及支气管壁的严重破坏。肺段和亚段以下的小支气管管壁支架组织薄弱，管径小，容易发生痰液潴留和阻塞，而造成支气管扩张。

★支气管扩张的症状

其典型症状是慢性咳嗽伴大量脓痰和反复咯血。

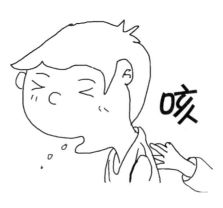

咳

慢性咳嗽伴大量脓性痰，痰量与体位改变有关，如入夜卧床或者晨起时咳嗽痰量增多，呼吸道感染急性发作时黄绿色脓痰明显增加，一日数百毫升，如果有厌氧菌混合感染则有臭味。

咯血可反复发生，程度不等，由小量痰血至大量咯血，咯血量与病情严重程度有时不一致，支气管扩张咯血后通常无明显中毒症状。

如果反复继发感染支气管引流不畅，痰不易咳出，可感到胸闷不适，炎症扩展到病变周围的肺组织，出现高热、纳差、盗汗、消瘦以及贫血等症状。

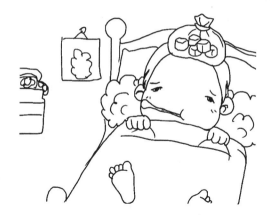

慢性重症支气管扩张的患者肺功能严重障碍，劳动力明显减退，稍活动就有气急、紫绀，伴有杵状指（趾）。

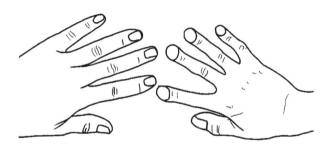

紫绀

紫绀指的是血液中去氧血红蛋白增多使皮肤和黏膜呈青紫色改变的一种表现，也可称为发绀。这种改变常发生在皮肤较薄，色素较少及毛细血管较丰富的部位，如唇、指（趾）、甲床等。发绀的原因多由心、肺疾病造成呼吸功能衰竭、通气与换气功能障碍、肺氧合作用不足造成血氧降低所致。

预防治疗

★支气管扩张的预防

◆积极防治急慢性呼吸系统感染，为预防本病的重要环节。

◆如果有慢性支气管炎或肺结核等病症，平时应积极治疗，控制病情发展。生活要有规律，注意季节变化，适当增减衣被，寒温得当，练习气功可以增强呼吸道防御功能和免疫功能，可选强壮功、内养功等功法。

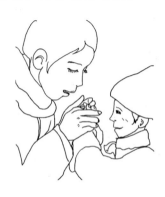

◆饮食宜清淡，多食新鲜蔬菜及水果如橘子、梨子以及枇杷等，忌食肥腻及过于甘甜之物，也不宜过咸。禁食一切辛辣刺激的物品如韭菜、辣椒、大蒜以及葱等；忌食海腥发物，如虾、螃蟹、黄鱼等。戒烟限酒。

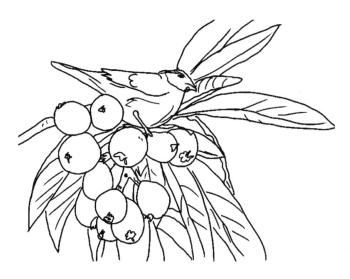

★支气管扩张的治疗

支气管扩张的治疗原则是应用抗生素（口服或静脉）7～10天，直到痰液减少。支气管扩张药，体位引流及胸部叩击有助于支气管痉挛和痰液稠厚患者的分泌物排出。偶尔支气管镜也可用于排痰。低氧时使用氧疗。当患者肺功能非常差时，必要时行肺段切除术、支气管动脉栓塞术或者肺叶切除术。

支气管扩张唯一可治愈的方法是手术将肺脏的病变部位切除。但是患者往往双侧肺部受累而不适于手术治疗。

日常保养

◆提供支持护理，帮助患者适应肺部不可逆损伤导致的生活方式改变。

◆遵医嘱给予抗生素并记录患者用药后反应。

◆必要时给氧，遵医嘱借助监测动脉血气分析评估气体交换情况。

◆行胸部物理治疗，包括针对患病肺叶的体位引流及胸部叩击，每日数次，特别是早晨和晚上睡前。

◆提供温暖、安静以及舒适的环境，帮助患者交替休息及活动时间。

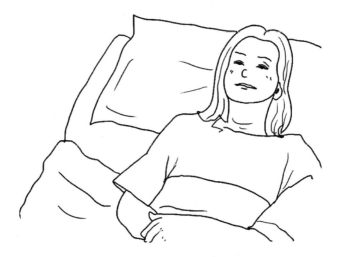

◆提供搭配合理的高热量饮食，少量多次，以防止疲乏。

◆保证适当补水使分泌物稀薄和促进排出。

◆勤行口腔护理，以清除恶臭痰液。

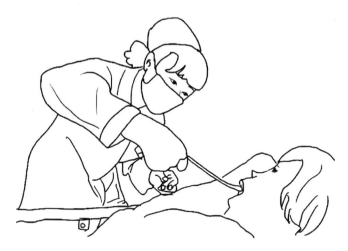

◆观察并发症发展情况，如右侧心力衰竭及肺源性心脏病。

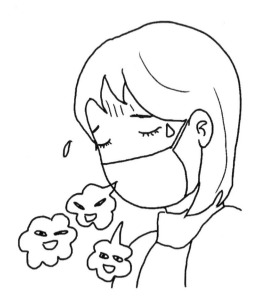

◆术后护理。监测生命体征，要鼓励患者深呼吸，每2小时改变体位1次，并且对胸部插管部位进行护理。

右侧心力衰竭

　　心力衰竭是由于心脏排血功能减退，导致心脏排血量不足以满足全身组织代谢需要的病理现象，又叫做心功能不全。正常血液循环的维持有赖于心脏的正常收缩及舒张、血管的正常收缩和舒张以及足够的循环血量。心脏排血功能正常而血管舒缩功能失常或者循环血量不足所致的循环障碍，虽亦可见心排血量减低，但叫做循环功能不全或周围循环衰竭。

　　右侧心力衰竭主要会导致体循环静脉淤血有下列症状。

　　（1）上腹胀满、食欲不振、恶心、呕吐和上腹部疼痛。

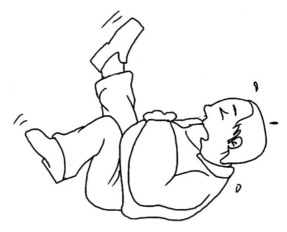

　　（2）颈静脉怒张和肝 - 颈静脉回流征阳性。

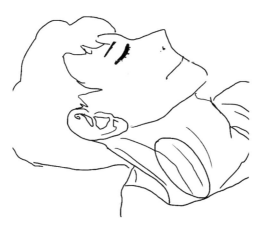

（3）肝大、压痛、中等硬度以及边缘圆钝。

（4）水肿，以踝部及下肢为著，卧位时水肿见于腰骶部。

（5）腹水与胸水。

二　哮吼

哮吼为严重的上呼吸道炎症及阻塞。这是一种儿童期疾病，患者男多于女。哮吼时的犬吠样咳嗽源于呼吸道软组织塌陷，随即勉强开放。年长儿童由于软骨环发育避免了塌陷。

哮吼冬季常见，见于急性喉气管支气管炎（最常见形式）、喉炎或者急性痉挛性喉炎。应和会厌炎区分。病情一般为轻度、自限性，急性喉气管支气管炎多见于3个月至3岁的婴幼儿。急性痉挛性喉炎见于1～3岁幼儿，尤其是有过敏史及家族史的患者。总体上15％的患者有哮吼家族史，本病一般可痊愈。

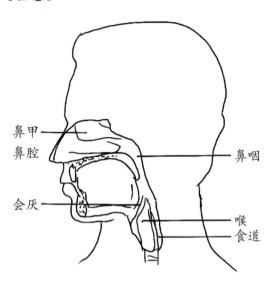

鼻甲
鼻腔
会厌
鼻咽
喉
食道

认识疾病

★哮吼的发病机制

哮吼常由病毒感染引起。副流感病毒感染可占2/3，还可以由腺病毒、呼吸道合胞病毒、流感病毒、麻疹病毒和细菌（百日咳和白喉）感染造成。

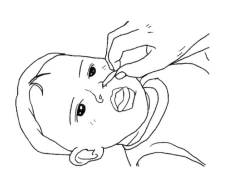

🔍➕ **白喉**

白喉为由白喉棒状杆菌引起的急性呼吸道传染病，属于乙类传染病，主要通过呼吸道飞沫或者与感染病人接触传播。临床特征为咽喉鼻等处灰白粗厚的假膜形成及外毒素导致的心肌、神经及其他脏器的损害，伴有全身中毒症状如发热、乏力以及恶心呕吐头痛等。人群普遍易感，呈世界性分布，尤多见于温带地区。四季均可发病，以秋季、冬季以及初春较多，大多预后良好，重症病人有一定的死亡率。

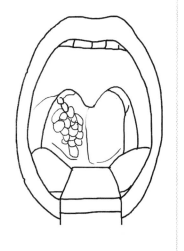

★ 哮吼的病因

哮的病因以痰为主，痰由于肺脾肾功能失常，津液凝聚而成。痰伏藏于肺，复加外邪侵袭、饮食不当、情志失调以及劳累过度等多种诱因而引起发作。

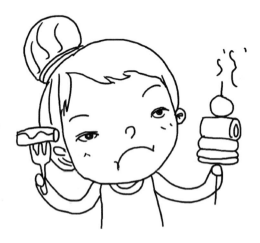

◆主因

宿痰内伏于肺，《症因脉治》中提到："哮病之因，痰饮留伏郁结而成，潜伏于内。"

◆诱因

外邪，饮食，情志，劳累，特别气候等的变化都可能形成诱因，触动伏痰而发本证。

★ 哮吼的症状

虽然哮吼一般是一种轻微的疾病，然而有时它也会引起严重的呼吸困难，而且需要紧急治疗。

普通感冒的症状，如流鼻涕及打喷嚏就是哮吼的起始症状。在一两天之后，会出现以下的症状：

◆声音沙哑。

◆吸气性喉鸣。

◆持续咳嗽，呈犬吠样咳嗽。

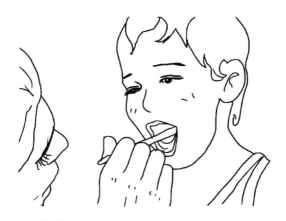

病情严重的患儿还可能出现下列症状：

◆呼吸困难。

◆呼吸异常急促。

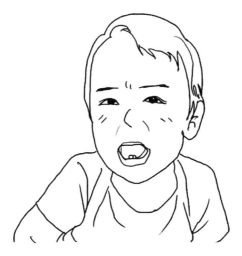

◆舌头发青，偶尔也可见皮肤发青。

（1）喉气管支气管炎的临床表现

患者可诉发热，呼吸问题多见于夜间。典型者由于不能呼气而惧怕（炎症导致支气管及毛细支气管水肿）。

听诊时可闻及广泛的呼吸音减低，呼气性干啰音与散布湿啰音。

（2）喉炎的临床表现

症状体征轻微，无呼吸窘迫。婴儿会出现呼吸窘迫。

儿童患者可有咽痛及咳嗽，极少数可进展为明显的声嘶。

视诊可见胸骨上及肋间凹陷，吸气性喘鸣，呼吸音减低，呼吸困难，烦躁不安，晚期可出现严重呼吸困难及呼吸衰竭。

（3）急性痉挛性喉炎的临床表现

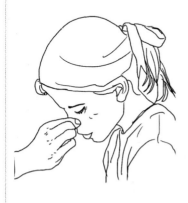

病史有轻到中度声嘶和流涕，继之特征性咳嗽和噪声性吸气，常使患儿夜间惊醒。

儿童会表现为焦虑，并因此增加呼吸困难程度和短暂性发绀。

视诊可见费力呼吸、三凹征以及皮肤湿冷。

触诊发现脉率增快，发病数小时后这些严重症状减轻，但是在以后的一两夜可以轻症形式复发。

哮吼的症状一般会在早晨发作，而且会持续数个小时。假如患儿哮吼发作，那么就马上带孩子去医院就诊。假如症状恶化或者出现严重的症状，那么就应及时叫救护车送患儿去急诊部，医生会评估病儿哮吼的严重程度，并将发生其他病情的可能性排除。对于轻微哮吼，医生可能会给予口服、吸入或者注射的类固醇制剂。病情严重的患儿一般需住院治疗。经过治疗，多数孩子通常不会发生哮吼复发的情况。但那些同时患有"哮喘"的病儿一般会再次发作。

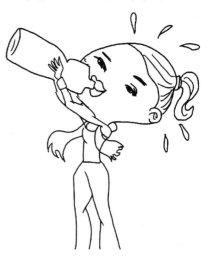

家中，父母可以给孩子服用扑热息痛溶液，并经常饮用温水，并保持孩子房间空气的湿度。为了减轻哮吼急性发作的症状，可以将患儿带到浴室，打开热水龙头以快速升高浴室内的湿度，孩子可在5天之内好转。

预防治疗

★哮吼的预防

注意气候变化，避免受寒，防止外邪诱发。慎戒异气异味，防止灰尘、花粉等刺激，积极戒烟。饮食宜清淡，节厚味，忌辛辣、生冷、肥甘之品。平时可常服扶正固本中药，积极锻炼身体，增强机体抗病能力。

★ 哮吼的治疗

多数哮吼患儿可以在家休息，睡眠时空气冷湿化，退热药如对乙酰氨基酚（泰诺）可缓解症状和体征。但妨碍进食饮水的呼吸窘迫者常需要住院治疗。肠外补液避免脱水。由细菌感染造成的哮吼患者需要抗生素治疗。有时还需要氧疗。

 氧疗

氧疗指的是各类缺氧的治疗，除了消除引起缺氧的原因外，均可给予吸氧治疗。吸入高浓度氧使血浆中溶解氧量增加而改善组织的供氧。缺氧是指组织供氧不足或者利用障碍，引起机体机能代谢甚至形态结构发生改变的一系列病理变化过程。

对缓和的重度哮吼患者，雾化消旋肾上腺素可以暂时减轻呼吸道肿胀。其他阻止呼吸衰竭的措施不成功时，给予气管插管。

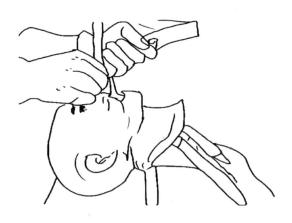

皮质类固醇可减轻声门下水肿及炎症。哮吼早期给予 1 次地塞米松，可减少住院时间，使咳嗽和呼吸困难减轻，减少插管治疗。

日常保养

★哮吼的日常护理措施

◆尽可能使患儿保持安静，但避免使用镇静药，由于其可抑制呼吸。婴儿可放置于婴儿座椅或用枕头支撑坐位，大孩子为斜坡位。

◆在必要时更换床单保持干燥。

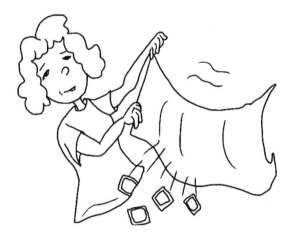

◆借助适合年龄的活动，分散注意力，使患儿保持安静，控制能量和氧气消耗。

◆使用海绵擦浴和退热药降温，若患者体温升到 38.9℃ 以上，使用降温毯。婴幼儿高热时注意观察是否有惊厥症状。

◆用安抚性冰果汁和刨冰缓解咽痛。如果患者痰液黏稠或者有吞咽困难，避免饮用奶质浓果汁。鼻唇周涂抹凡士林膏及其他油膏减少流涕和张嘴呼吸所造成的皮肤刺激。

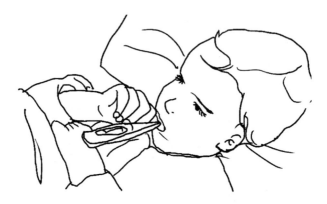

◆患儿哭闹会增加呼吸窘迫发生，应采取措施避免。在必要时采取适当措施保存患儿体力，也包括家长，他们可以安慰患儿。

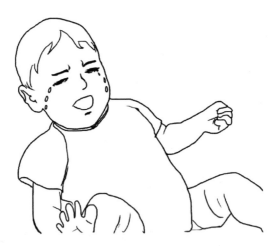

◆确认家长带患儿急诊就医是正确决定，尤其在夜间，由于夜晚冷空气可明显改善患儿呼吸情况，而使家长不至于怀疑他们的做法过分。

◆观察有无完全性呼吸道阻塞的症状，比如心率、呼吸加快，辅助呼吸肌使用，鼻翼扇动和不安。

★哮吼出院之后注意事项

◆注意哮吼并发耳部感染和肺炎。可发生于哮吼痊愈之后5天左右。

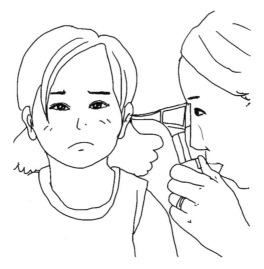

◆若患儿出现耳痛、咳痰、高热或者气短加重，立即就医。

◆实施有效的家庭护理。建议使用冷湿化器（雾化器）。

◆若哮吼发作，家长将其带至浴室，关门，开放热水以减轻症状，由于吸入温暖潮湿的空气可迅速减轻急性哮吼发作。

三　会厌炎

　　会厌炎是会厌和周围组织的急性炎症，可迅速导致水肿和硬结，是危及生命的急症。若不及时治疗，会厌炎可造成完全性呼吸道阻塞。会厌炎可发生于从婴儿到成人的各年龄人群。一年四季均可发生。病死率占8%～12%。2～8岁儿童常见。

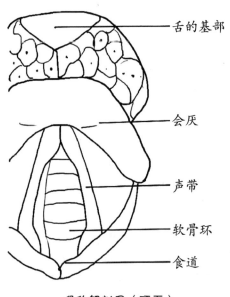

　　舌的基部

　　会厌

　　声带

　　软骨环

　　食道

喉的解剖图（顶面）

认识疾病

★ 会厌炎的发病机制

会厌炎常由 B 型流感嗜血杆菌感染造成，偶见于肺炎球菌或 A 组链球菌。

 嗜血杆菌

流感嗜血杆菌，简称为嗜血杆菌，前称费佛氏杆菌或流感杆菌，属孤菌科嗜血杆菌属。是一种没有运动力的革兰阴性杆菌。它是在 1892 年由费佛博士在流行性感冒的瘟疫中发现。它通常都是好氧生物，但可以成长为兼性厌氧生物。

★ 会厌炎的病因

◆ 感染。是此病最常见的原因，致病菌有乙型流行性感冒杆菌、葡萄球菌、链球菌、肺炎双球菌、奈瑟瞳他球菌以及类白喉杆菌等，也可与病毒混合感染。

◆ 变态反应。全身性变态反应亦可导致会厌、杓状会咽襞的高度水肿，继发性感染而发病。

 变态反应

变态反应也称超敏反应。是指免疫系统对一些对机体无危害性的物质如花粉、动物皮毛等过于敏感，发生免疫应答，导致对机体的伤害。人们日常遇到的皮肤过敏，皮肤红肿、骚痒，就是一种变态反应。

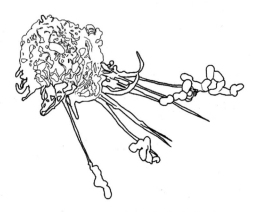

变态反应的发生需要具备两个主要条件：

（1）容易发生变态反应的特应性体质，这是先天遗传决定的，并会传给下代，其几率遵循遗传法则。

（2）与抗原的接触，有特异性体质的人与抗原首次接触时就可被致敏，但不产生临床反应，被致敏的机体再次接触同一抗原时，就会发生反应，其时间不定，快者可在再次接触后数秒钟内发生，慢者需数天甚至数月的时间。

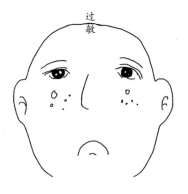

过敏

◆外伤。异物创伤、刺激性有害气体、刺激性食物以及放射线损伤等都可引起会厌黏膜的炎性病变。

◆邻近器官的急性炎症。比如急性扁桃体炎、咽炎、口底炎以及鼻炎等蔓延而侵及会厌部。也可继发于急性传染病后。

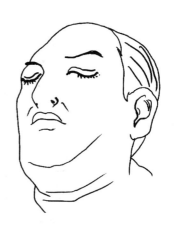

★ 会厌炎的症状

◆发病常为急性与暴发性。原先健康的人突然出现咽痛，声嘶和气急，高热。迅速发生吞咽困难和流涎，呼吸困难，呼吸过快和吸气性哮鸣为特征的呼吸窘迫，常导致病人身体前倾，颈后仰以增加通气量。体格检查可见病人有胸骨上、锁骨上、肋间隙与肋弓下的吸气性深凹陷。双侧肺部呼吸音降低，可闻及干啰音。通常咽部发炎。

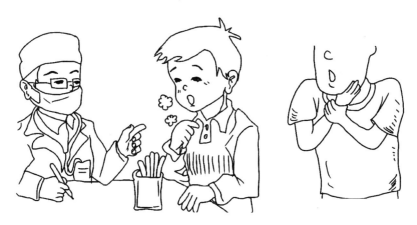

◆并发症

（1）呼吸道梗阻。

（2）死亡。

预防治疗

★会厌炎的预防

目前应用高效嗜血杆菌结合疫苗免疫，2 个月的婴儿，能够预防 b 型流感嗜血杆菌会厌炎。

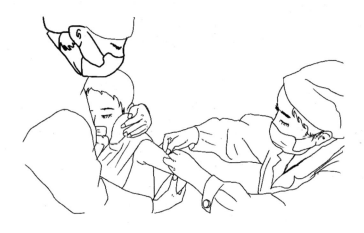

★会厌炎的治疗

完全性气道梗阻发生突然，难以预料，所以必须保证立即提供气道，最好是鼻气管插管并借助胃肠外途径给予抗生素。鼻气管插管直到病情稳定后 24 ~ 48 小时才可撤除（总的插管时间一般不超过 60 小时）。另外，也可施行气管切开，每种做法均应有一个事先决定的紧急处理方案，制订方案时儿科、耳鼻喉科以及麻醉科医生都要参加。需要细致的护理，由于分泌物能引起梗阻，即使在插管或气管切开之后也有可能发生梗阻。

气道梗阻的常见症状

　　根据梗阻的程度，可以是隐匿的，也可以是急剧的，如果接近完全梗阻时，常表现呼吸短促、喘鸣，病人常显焦虑，面色苍白、多汗、身向前倾斜，头颈前伸，试图减轻症状，可能伴有发音困难、吞咽困难以及阵发性剧咳等症状。

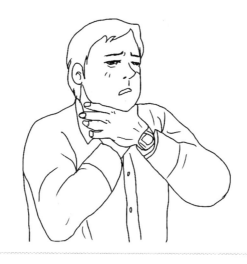

　　通过胃肠道外途径应用抗生素可有效地控制炎症。由于耐氨苄青霉素的 b 型流感嗜血杆菌很常见，因此开始应该使用抗 β－内酰胺酶抗生素治疗。第 3 代头孢菌素或氯霉素，每日 75~100mg/kg 静脉输注。现已能分离到对氯霉素耐药的 b 型流感嗜血杆菌，对于发生这种情况的病人应使用第二代头孢菌素。若分离到的细菌对氨苄青霉素敏感，应使用氨苄青霉素每日 200mg/kg，分 4 次静脉输注。应避免使用镇静剂，尽管为了保护鼻气管插管的管道开始时可能需要应用神经肌肉阻滞剂，但是这一切需在具有熟练的气管插管技术的医生的情况下才可施行。

日常保养

◆除非找到其他更加舒适位置，否则让患者坐位以减轻呼吸困难。

◆将置患者于凉爽潮湿帐篷中。由于床单可迅速湿透，应勤换床单。

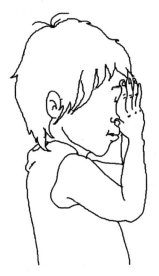

◆家长留在患儿身边，并且提供信赖及支持，减轻焦虑及恐惧。

◆密切监测体温、生命体征、呼吸频率及方式。监测血气（发现缺氧与高碳酸血症）和皮测血氧（发现氧饱和度下降）。并且记录变化。

◆持续观察预示呼吸道封闭的征象，随时可能进展。

◆使外界刺激最小化。

◆静脉通路给予抗生素。当患者不能维持充足的液体摄入时，还需给予静脉液体治疗。

◆床旁应备气管切开设备。

◆准确记录液体出入量，监测并预防脱水发生。

 脱水

脱水指的是人体由于病变，消耗大量水分，而不能即时补充，造成新陈代谢障碍的一种症状，严重时会导致虚脱，甚至有生命危险，需要依靠输液补充体液。细胞外液减少而引起的一组临床症候群根据其伴有的血钠或者渗透压的变化，脱水又分为高渗性脱水即细胞外液减少合并高血钠；低渗性脱水即细胞外液减少合并低血钠；等渗性脱水即细胞外液减少而血钠正常。

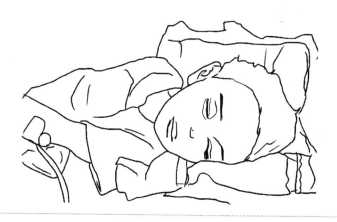

◆若患者已行气管切开，因其不能喊叫和发声，应事先预料其需求。提供精神支持。告诉患者及家属气管切开为短暂措施（通常为4～7天），使其消除疑虑。监测继发感染征象，包括体温升高，脉率增加及低血压。

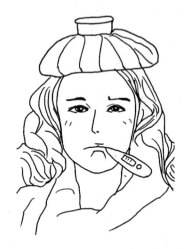

早年报道致死率高达 50%。近年医疗条件改善，认识提高，早诊早治，死亡率下降。严格戒烟，净化家庭环境，防止理化物质劣性刺激，保持口腔咽喉卫生。

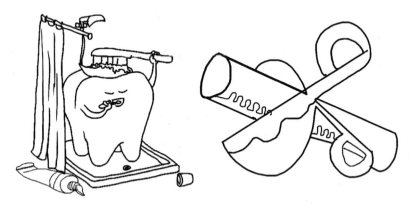

发现咽喉不适、异物感，应速就医，采用激素、抗生素及清热凉血中草药、肾上腺素雾化吸入等治疗。

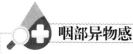

咽部异物感

咽部异物感是咽部的异常感觉，比如球塞感、瘙痒感、紧迫感、烧灼感、黏着感、蚊行感以及无咽下困难的吞咽梗阻感等。还有部分患者有颈部紧迫感、不适感、自觉呼吸不畅以及咽喉部有物上下移动不定的感觉。咽部神经支配十分丰富，感觉和运动神经主要来自咽后壁的咽丛，包括迷走神经、舌咽神经、副神经以及副交感神经的分支，此外尚有三叉神经第二支、舌咽神经等直接分布于咽部，所以咽部感觉极为灵敏。全身许多器官的疾病，也可通过神经的反射和传导作用，使咽部发生异常感觉。所以咽部异物感产生的机制较为复杂，致病因素繁多。

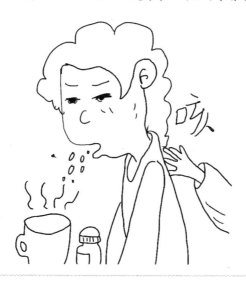

四 咽炎

咽炎为急性或者慢性的咽部炎症，是最常见的咽喉部疾病。本病普遍存在于生活或工作在多尘或者干燥的环境中、过度使用嗓音、烟酒习惯、患慢性鼻窦炎以及持续咳嗽或过敏的成人。无并发症的咽炎一般病程 3 ~ 10 天。

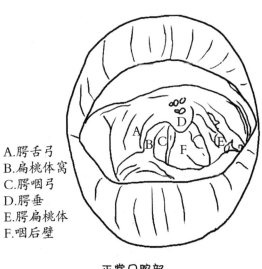

A.腭舌弓
B.扁桃体窝
C.腭咽弓
D.腭垂
E.腭扁桃体
F.咽后壁

正常口腔部

15% ~ 20%的急性咽炎由 β 溶血性链球菌造成，可继发普通感冒或其他传染性疾病。慢性咽炎一般为鼻咽部阻塞或炎症疾病的延伸。

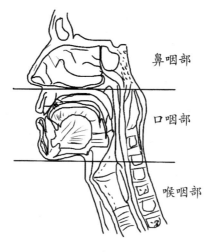

鼻咽部

口咽部

喉咽部

咽喉解剖图

急性咽炎有 70% 的病例是病毒感染。

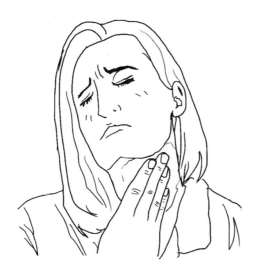

认识疾病

★ 咽炎的发病机制

咽炎可由病毒感染引起，包括鼻病毒、冠状病毒、腺病毒、流感病毒以及副流感病毒。单核细胞增多症也可导致咽炎，儿童链球菌感染是咽炎的常见原因。免疫抑制患者（比如人类免疫缺陷病毒患者）长期用抗生素可引起真菌性咽炎。

★ 咽炎的病因

◆ 常见因素

（1）病原微生物：包括细菌、病毒、螺旋体以及立克次体等，是急性咽炎的主要致病因素，可直接来源于空气、饮食，也可间接来源于血液循环及淋巴循环。

（2）物理或化学性刺激：比如讲话过多，喜食辛辣、烫热饮食，烟酒过度，化学性气体、粉尘等空气污染，均可损伤咽部黏膜上皮及腺体，破坏局部防御体系。

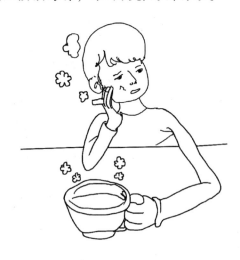

（3）气候、季节因素：寒冷可引起咽部黏膜血管收缩，吞噬细胞数目减少，局部抵抗力下降；干燥可影响咽部黏液分泌和纤毛蠕动，降低对空气的清洁及加湿作用，直接对咽部黏膜造成刺激和损害；冬春季节气候变化大，室内空气流通差，也容易造成抵抗力下降和致病微生物入侵。

（4）邻近器官疾病：鼻腔；鼻窦、口腔、牙齿、牙龈、气管、喉、支气管等邻近器官的急、慢性炎症，沿着黏膜、黏膜下组织、局部淋巴以及血液循环侵犯咽部，或者炎性分泌物反复刺激咽部，或者鼻病呼吸受阻而被迫张口呼吸等，均可引起咽炎。

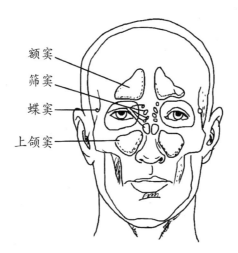

额窦
筛窦
蝶窦
上颌窦

（5）全身疾病：过敏体质或者患有全身疾病，如风湿热、痛风、心脏病、糖尿病、贫血、肾炎、气管炎、支气管扩张、肺气肿、结核、肝硬变及消化系统疾病造成的营养不良、便秘等，均可造成全身抵抗力下降、咽部血液循环障碍，进而引发咽炎。

（6）其他过度疲劳，精神紧张以及睡眠不足等也是诱发咽炎的常见因素。

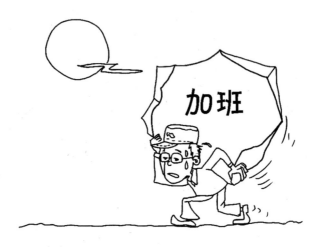

★ 咽炎的症状

◆ 急性咽喉炎的主要症状为起病急，初起时咽部干燥，灼热；继而疼痛，吞咽唾液时咽痛往往比进食时更为明显；可伴发热，头痛，食欲不振和四肢酸痛；侵及喉部，可伴声嘶和咳嗽。

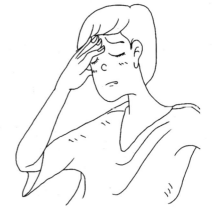

◆ 慢性咽喉炎的主要症状为咽部不适，干、痒、胀，分泌物多而灼痛，易干呕有异物感，咯之不出，吞之不下。以上症状特别会在说话稍多、食用刺激性食物之后、疲劳或天气变化时加重。

◆ 并发症

（1）急性咽炎时，除咽痛之外，还可出现发热、怕冷、头痛、周身酸痛、食欲差，大便干以及口干渴等全身中毒反应。有细菌感染时，血液白细胞数升高。若咽痛剧烈，影响吞咽，还会造成体内营养、代谢失调。若治疗不及时，或反复发作，可转为慢性。

（2）向下发展，可侵犯喉及气管等下呼吸道，引起急性喉炎、气管炎、支气管炎及肺炎；若致病菌及毒素侵入血液循环，则可造成全身并发症，如急性肾炎、脓毒血症、风湿病等，对身体危害极大。

（3）导致咽部抵抗力下降，遇气候冷、热、干、湿变化时，黏膜的加温及加湿调节作用减弱，纤毛活动及分解吞噬功能不足，细菌和病毒易在局部停留繁殖，成为慢性感染病灶。咽部的感染炎症波及其他系统，可以并发慢性喉炎、肾炎以及心脏病等。

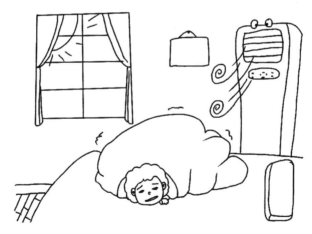

（4）患了慢性咽炎的人经常会感到咽部不适，稍一受凉、劳累，或者讲话多、较长时间没喝水，便觉咽痛、灼热加重，咽痒引起阵阵刺激性咳嗽，影响休息。如果是干燥或萎缩性咽炎，则咽干明显，讲话和咽唾液也感费劲，需频频

饮水湿润，甚至在夜间也需要起床喝几次水。

（5）表现为咽部异物感，常作咔嗒及吞咽动作，希望能把异物排除，而这些无效的清嗓动作只能加重原有的不适。于是病人怀疑自己咽部、喉咙或者食管里长了肿瘤，导致很重的精神负担和压抑感。还有的人因为咽部黏膜增厚，影响呼吸的通畅因而睡眠打鼾。

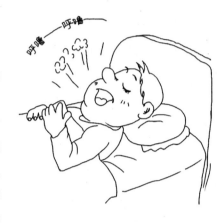

预防治疗

★咽炎的预防

◆慢性咽炎的预防

（1）注意口腔卫生，坚持早晚和饭后刷牙。

（2）减少烟酒及粉尘刺激，还需纠正张口呼吸的不良习惯。

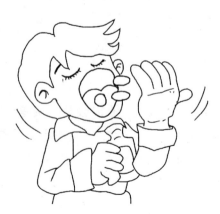

（3）应加强身体锻炼，以增强体质，预防呼吸道感染，少用烟酒，并且积极治疗咽部周围器官的疾病。

（4）合理安排生活，保持心情舒畅，防止烦恼郁闷。

（5）保持室内合适的温度及湿度，空气新鲜。

（6）宜吃清淡、具有酸、甘滋阴的一些食物，如水果、新鲜蔬菜以及青果等。

（7）经常含服四季润喉片及薄荷喉症片等。

（8）易患人群

①长期抽烟、喝酒多，经常刺激咽部的人。

②咽喉部有病史，如鼻炎、鼻窦炎，它们的分泌物倒流，导致咽部受感染。

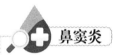 **鼻窦炎**

上颌窦、筛窦、额窦以及蝶窦的黏膜发炎统称为鼻窦炎（Nasosinusitis）。鼻窦炎是鼻窦黏膜的非特异性炎症，是一种鼻科常见多发病。鼻窦炎是一种常见病，可分为急性和慢性两类，急性化脓性鼻窦炎多继发于急性鼻炎，以鼻塞、头痛、多脓涕为主要特征；慢性化脓性鼻窦炎常继发于急性化脓性鼻窦炎，主要表现为多脓涕，可伴有轻重不一的鼻塞、头痛及嗅觉障碍。平时注意锻炼身体，衣着适度，劳逸结合，多呼吸新鲜空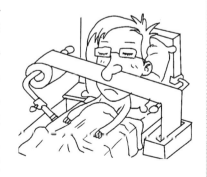气，避免鼻子干燥，不轻易滴用鼻药。对鼻腔病变要及时诊治，邻近的病灶感染需治疗。

③口腔部的炎症，慢性炎症蔓延到咽部。

④工作环境粉尘多，有刺激性的异味，导致慢性咽炎。

⑤免疫力下降时也容易得慢性咽炎，比如糖尿病人、心血管病人发病明显比正常人群高。

⑥少数颈椎病也会导致慢性咽炎，颈椎骨质增生后，压迫神经，也可能直接或者间接刺激咽部而引起发炎症状。

⑦有的人干咳一两个月不见好，可能是呼吸道过敏引起的慢性咽炎。

⑧经常食道反流，倒灌进咽部的胃酸也会造成慢性咽炎。清晨刷牙干呕是由于胃酸反流引起的，若胃酸刺激了咽部，就有可能引发慢性咽炎。

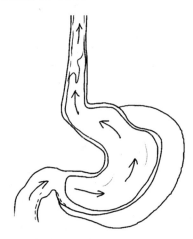

◆急性咽炎的预防

（1）增强体质，以预防感冒。

（2）及时合理的治疗急性鼻炎和呼吸道疾患。

（3）禁烟酒，不吃辛辣食物，并保持口腔清洁。

（4）避免烟雾，粉尘，刺激性气体。

★咽炎的治疗

◆依据患者的症状，急性病毒性咽炎的治疗主要包括休息，温盐水漱口，含服含有柔和麻醉药的咽部含片，大量饮水，在必要时给予止痛药。若患者不能吞咽液体，则需住院接受静脉输液。

◆细菌性咽炎由于链球菌为主要感染菌，需严格给予青霉素治疗（如患者对此药过敏给予其他广谱抗生素）。持续抗生素治疗直到明显的感染征象消失后 48 小时，或者持续至少 7～10 天。抗真菌药用于治疗真菌性咽炎。白喉性咽炎时给血清抗毒素。

◆慢性咽炎需给予同急性咽炎一样的支持治疗，但是应更强调消除基础原因如过敏。

◆预防措施包括湿化空气，防止过度暴露于空调环境中，此外劝导吸烟患者戒烟。

日常保养

★保持室内合适的温度及湿度，空气新鲜

◆居室空气干燥及过冷、过热、过湿都可影响咽部黏膜的防御机能，引起功能障碍，咽部感觉异常，日久而成慢性咽炎病变。早晨、饭后及睡觉前漱口、刷牙，可保持口腔清洁。同时，防治口鼻疾病，消除炎性病灶，对于防治咽炎也不容忽视。

◆戒烟酒

慢性咽炎患者一定要严格戒除烟、酒，由于烟、酒一方面对咽喉局部产生不良刺激，一方面还可使机体功能受损，

对身体危害极大。

◆避免长时间说话或大喊大叫

慢性咽炎患者日常生活中应注意劳逸结合，不要长时间说话或大喊大叫，注意保养，避免诱发咽炎发作的因素。

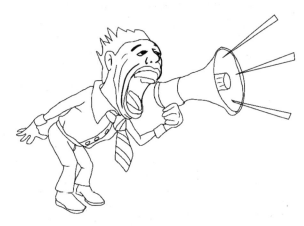

◆保持居室内空气湿润清洁

在冬春季节气候干燥，应注意保持居室内空气湿润清洁，要定期开窗通风，用暖气取暖时应注意室内不要太干燥，可使用加湿器或者在暖气上放一块湿毛巾，以增加空气湿润。

◆经常饮用花茶

慢性咽炎患者可以适当饮用一些花茶，如野菊花、生甘草、玄参、麦门冬以及胖大海等，用保温杯开水冲泡代茶饮，或者在医生的指导下服用其他具有滋润效果的茶品，像甘露饮等。

★进行饮食调养

◆要以清淡易消化饮食为宜，再辅助一些清爽去火、柔嫩多汁的食品。如菠萝、橄榄、甘蔗、鸭梨、苹果等，或多喝水及清凉饮料，但饮料不能太浓。忌食烟、酒、姜、芥、椒、蒜及一切辛辣之物。

◆要坚决摒弃一些不良饮食习惯。不食刺激性食物，少食油炸、腌制食物；多吃一些新鲜的水果、蔬菜，多吃一些富含维生素的水果，如无花果、猕猴桃等，西瓜则清热、利咽、消渴是水果中的佳品。

◆还可以喝些对咽炎调理有帮助的中药茶饮，比如，采用多味滋阴增液、清热化痰、润喉利咽功效的中药材配制而成的中药材饮用，对于咽炎有很好的调理功效。

五　支气管炎

　　支气管炎是指气管、支气管黏膜和其周围组织的慢性非特异性炎症。支气管炎主要原因为病毒和细菌的反复感染形成了支气管的慢性非特异性炎症。支气管炎分为急性支气管炎与慢性支气管炎。

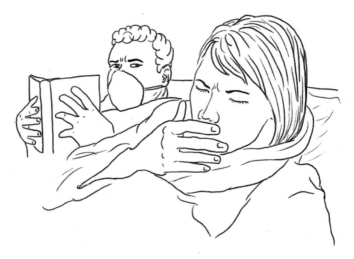

　　慢性支气管炎临床上以慢性反复发作性的咳嗽、咳痰或伴有喘息为主要症状。每年持续3个月，连续2年以上。早期症状轻微，多于冬季发作，春夏缓解。晚期由于炎症加重，症状可常年存在。其病理学特点是支气管腺体增生和黏膜分泌增多。病情呈缓慢进行性进展，常并发阻塞性肺气肿，严重者常发生肺动脉高压，甚至肺源性心脏病。本病是我国的常见病，多发病，吸烟者的患病率高达10% ~ 20%，远远高于不吸烟者，北方患病率高于南方，大气污染严重的工矿地区患病率高于一般城市。

急性支气管炎是病毒或细菌等病原体感染所引起的支气管黏膜炎症，是婴幼儿时期的常见病、多发病，常常继发于上呼吸道感染之后，也是肺炎的早期表现。本病多同时累及气管、支气管，故正确命名应是急性气管－支气管炎。临床以咳嗽伴（或不伴）有支气管分泌物增多为特征。

认识疾病

★支气管炎的发病机制

◆慢性支气管炎的发病机制

慢性支气管炎的发病机制比较常见的有黏膜上皮细胞变性坏死、各级支气管壁各种炎症细胞浸润等几种，很多患者由于缺乏相关知识，没有及时治疗，因而错过了治疗的最佳时机。

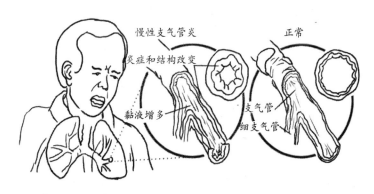

◆急性支气管炎的发病机制

病理改变主要是气管－支气管黏膜充血、水肿，分泌物增加。黏膜下层水肿，有淋巴细胞和中性粒细胞浸润。病变通常仅限于气管、总支气管和肺叶支气管黏膜，严重者可蔓延到细支气管和肺泡，导致微血管坏死和出血。损害严重者黏膜纤毛功能降低，纤毛上皮细胞损伤、脱落。炎症消退后，气管－支气管黏膜的结构及功能多能恢复正常。

★支气管炎的病因

◆慢性支气管炎的病因

（1）吸烟为本病发病的主要因素。

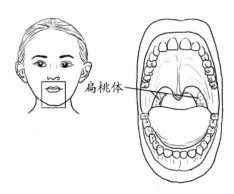

扁桃体

（2）大气污染有害气体。二氧化硫、二氧化氮、氯气以及臭氧等对气道黏膜上皮均有刺激和细胞毒作用。

（3）感染因素。感染是慢性支气管炎发生及发展的重要因素之一，病毒支原体及细菌感染为本病急性发作的主要原因。

（4）气候寒冷。寒冷常是慢支急性发作的重要诱因。慢支患病率北方高于南方，高原高于平原。慢支发病及急性加重常见于冬季。寒冷空气刺激呼吸道，除可使呼吸道黏膜防御功能减弱外，还可通过反射引起支气管平滑肌收缩、黏膜血液循环障碍及分泌物排出障碍，有利于继发感染。

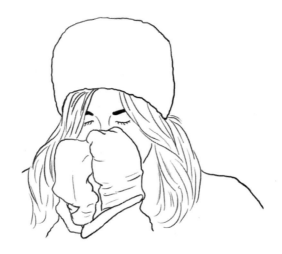

◆急性支气管炎的病因

（1）感染。导致本病的病毒有腺病毒、流感病毒、呼吸道合胞病毒、副流感病毒；细菌有流感嗜血杆菌、肺炎链球菌、链球菌以及葡萄球菌等。病毒和细菌可以直接感染气管－支气管，也可先侵犯上呼吸道，继而导致本病。

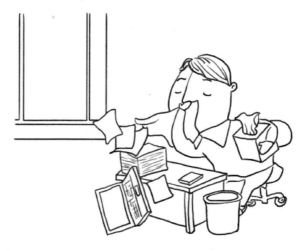

（2）物理、化学刺激。吸入冷空气、粉尘、刺激性气体

或者烟雾（如二氧化氮、二氧化硫、氨气、氯气、臭氧等）等可以引发气管 - 支气管黏膜的急性炎症。

（3）变态反应。引起气管及支气管变态反应的常见变应原包括花粉、细菌蛋白质、有机粉尘、真菌孢子和在肺内移行的钩虫、蛔虫的幼虫。

★ 支气管炎的症状

◆ 慢性支气管炎的症状

慢性支气管炎多是潜隐缓慢起病，开始时症状较轻，多未受到患者重视；也有少数患者于急性上呼吸道感染之后症状迁延不愈而起病。病程漫长，反复急性发作，逐渐加重。主要症状是慢性咳嗽、咳痰，部分患者可有喘息。

（1）咳嗽　长期、反复、逐渐加重的咳嗽为慢支的一个主要特点。开始时仅在冬春气候变化剧烈时或者接触有害气体（如吸烟）后发病，夏季或者停止接触有害气体（如戒烟）后咳嗽减轻或消失。病情缓慢发展后，可以表现为一年四季均咳嗽，而冬春加重。通常晨间咳嗽较重，白天较轻，临睡前有阵咳或者排痰，黏痰咳出后即感胸部舒畅，咳嗽减轻。分泌物积聚、吸入刺激性气体（如厨房烟尘）都可诱发咳嗽。

（2）咳痰　通常为白色黏液或浆液泡沫状痰，合并感染时，痰液转为黏液脓性或黄色脓痰，且咳嗽加重，痰量随之明显增多，偶带血。常以清晨排痰较多，是由于夜间睡眠后管腔内蓄积痰液，加以副交感神经相对兴奋，支气管分泌物增加，所以起床后或体位变动时可出现刺激性排痰。晚期患者支气管黏膜腺体萎缩，咳痰量可以减少，并且黏稠不易咳出，给患者带来很大痛苦。

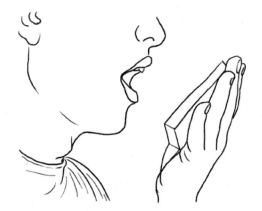

（3）喘息或气短　部分患者有支气管痉挛，可导致喘息，常伴哮鸣音，可因吸入刺激性气体而诱发。早期常无气短症状；反复发作，并发慢性阻塞性肺病时，可伴有轻重程度不等的气短。

◆急性支气管炎的症状

（1）急性感染性支气管炎往往先有急性上呼吸道感染的症状：鼻塞不适，低热，寒战，背部和肌肉疼痛以及咽喉痛。

（2）剧烈咳嗽的出现通常是支气管炎出现的信号。开始时干咳无痰，但是几小时或几天后出现少量黏痰，稍后出现比较多的黏液或黏液脓性痰。明显的脓痰提示多重细菌感染。

（3）有些病人有烧灼样胸骨后痛，且咳嗽时加重。

预防治疗

★支气管炎的预防

◆慢性支气管炎的预防

（1）预防感冒。避免感冒，可以有效地预防慢性支气管炎的发生或急性发作。

（2）戒烟为预防慢性支气管炎的重要措施。

（3）控制职业性或者环境污染，以避免粉尘、烟雾及有害气体的吸入。

（4）定期监测肺功能，及早发现气流受限，并及时采取措施。

（5）饮食调摄。饮食宜清淡，忌辛辣荤腥。

（6）腹式呼吸。腹式呼吸可以保持呼吸道通畅，增加肺活量，减少慢性支气管炎的发作。具体方法为：吸气时尽量使腹部隆起，在呼气时尽力呼出使腹部凹下。每天锻炼2～3次，每次10～20分钟。

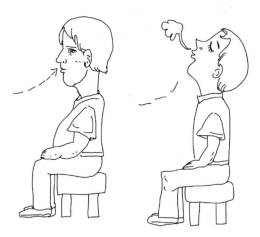

（7）适当休息。在发热、咳喘时必须卧床休息，否则会使心脏负担加重，加重病情；发热渐退、咳喘减轻时可以下床轻微活动。

（8）冬病夏治。在夏暑季节用消喘膏外贴可以起到防病治病的作用。具体做法：将消喘膏外敷于大椎穴、天突穴、肺俞穴以及膻中穴。每次敷贴2天，间隔3～5天换药一次，敷贴3次为一个疗程，每年一个疗程，连续3年。

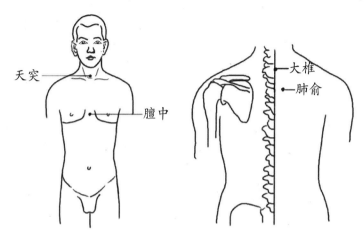

（9）坚持锻炼。可依据自身体质选择医疗保健操、太极拳、五禽戏等项目，坚持锻炼，能提高机体抗病能力，活动量以没有明显气急、心跳加速及过分疲劳为度。

（10）避毒消敏。有害气体和毒物如一氧化碳、二氧化硫、粉尘等会使病情加重，家庭中的煤炉散发的煤气可诱发咳喘，厨房居室应注意通风或装置脱排油烟机，以保持室内空气新鲜。寄生虫、花粉、真菌等能造成支气管的特异性过敏反应，应保持室内外环境的清洁卫生，及时清除污物，消灭过敏源。

（11）加强卫生教育，改善工作条件及卫生习惯和增加营养等对预防慢性支气管炎均有积极的作用。

（12）加强个人卫生，防止各种诱发因素的接触和吸入。

◆急性支气管炎的预防

（1）保持家里环境温湿度适宜。空气流畅、新鲜，定时将窗户打开通风换气。

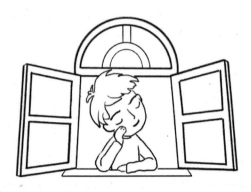

（2）避免到人多公共场所，多做户外活动。

（3）如有发热，给物理降温（如冰枕、冰敷、温水浴）后不退热，及时到医院治疗。

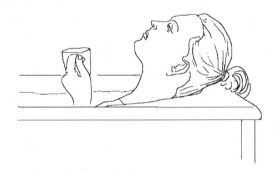

（4）注意营养，补充足够水分，提供高营养、易消化的食品。

（5）在疾病发生之前应用流感疫苗。流感疫苗经鼻腔喷雾的方法进行免疫，以免流感引发急性支气管炎。

（6）药物预防。以食醋消毒法预防，按每立方米空间用2～10毫升食醋，用文火煎熏1小时，挥发到空气中的食醋分子有杀灭多种病毒的作用，从而控制或者切断流感的流行。

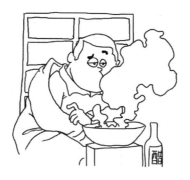

★支气管炎的治疗

◆慢性支气管炎的治疗

（1）缓解期的治疗。应以增强体质，提高抗病能力及预防复发为主。

（2）急性发作期和慢性迁延期的治疗。应以控制感染和祛痰、镇咳为主；当伴发喘息时，加用解痉平喘药物。

（3）慢性支气管炎的养生食疗。慢性支气管炎患者主要以中老年人居多，暮秋冬季是该病的多发季节。除应尽早治疗，服用中、西药物及做好护理之外，采用饮食疗法也有辅助疗效。

①南瓜500克去皮并切成小块，红枣15枚，红糖适量，加适量水煮汤服食，每日1～2次。

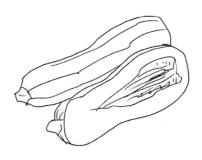

②白萝卜250克洗净切片，红糖30克，生姜7片，加水适量煎汁服用，每日早晚各1次。

③白萝卜250克洗净切片，蜂蜜适量，冰糖60克，加水适量煮至熟烂，食萝卜饮汤，每日早晚各1次。

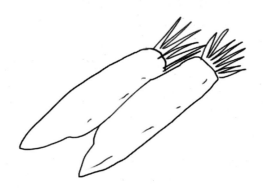

④大蒜、食醋各250克，红糖90克。大蒜去皮捣烂，浸泡在糖醋溶液中，一星期之后取其汁服用，每次一汤匙，每日3次。

⑤鸡蛋2个，香油50克，食醋适量。把鸡蛋打散放香油中炸熟，加食醋食之，早晚各1次。

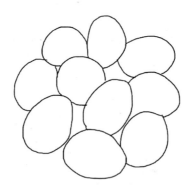

⑥花生米100～150克，加冰糖及水各适量煮至熟烂，食花生米饮汤，每日1～2次。

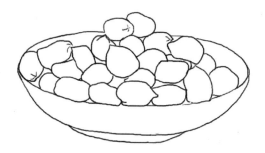

⑦红白萝卜各 250 克洗净切片，加麦芽糖 25 克并放置半天，取其汁液饮服，每日 2 ~ 3 次。

⑧麦芽糖、蜂蜜以及大葱汁各适量，熬溶后装瓶备用。每次取服 1 茶匙，每日 3 次。

⑨将大蒜 100 克去皮拍碎，猪瘦肉 500 克洗净切片，加调料炒熟食之。

⑩甜杏仁 10 克，细嚼慢咽，每日 2 次，有止咳、化痰以及定喘等作用。

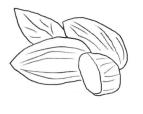

⑪杏仁 15 克，反复捣烂加水滤汁，再加蜂蜜 1 茶匙，以开水冲服，每日 2 ~ 3 次。

⑫鲜橙 1 个并连皮切成 4 瓣，加冰糖 15 克，隔水炖半小时，连皮食之，早晚各 1 个。

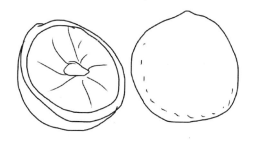

⑬冬瓜籽、冬瓜皮各 20 克，麦冬 15 克，加水煎汁服

用，分早晚服，每日1剂。

⑭雪梨1个挖去果核，填入适量冰糖，隔水蒸熟食之，每日早晚各1个。

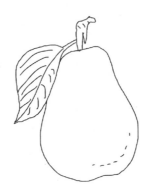

⑮芝麻、生姜各50克一起捣烂，加水适量煎汁服用，每日1剂。

◆急性支气管炎的治疗

（1）一般病人不需住院治疗，有慢性心肺疾病者，流感病毒导致的支气管炎导致严重缺氧或者通气不足时，需住院接受呼吸支持和氧疗。

（2）对症治疗主要是止咳祛痰，剧烈干咳患者可以适当应用镇咳剂，对久咳不愈的患者，必要时可使用可待因；痰量比较多或者较黏时，可应用祛痰剂。

（3）急性支气管炎的养生食疗。

①紫苏粥。粳米100克，白术30克，如常法煮粥，趁热时加紫苏叶10～15克，热服。

②醋豆腐方。豆腐300克，醋50毫升，植物油30克，葱花少许。将油烧熟后倒入葱花，加少许盐，而后倒入豆腐，将豆腐压成泥状后翻炒，加醋，再加水少许继续翻炒，起锅趁热当菜吃。

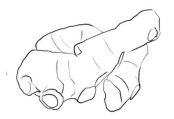

③鸡蛋生姜方。生姜12克，鸡蛋1枚。将鸡蛋打碎，生姜切碎，然后两味搅匀，炒熟吃，每日2次。

④橄榄煲萝卜。白萝卜500～1000克，青橄榄250克，煎汤代茶，分多次饮用。

⑤萝卜汁炖麦芽糖。用新鲜白萝卜适量，洗净捣烂，榨汁1碗，加入麦芽糖适量，置蒸锅内隔水炖15～20分钟。随量热饮，每日分数次，连用3～5日。

⑥鸡蛋鱼腥草方。鱼腥草30克，鸡蛋1枚，将鱼腥草浓煎取汁，用滚沸的药汁冲鸡蛋1枚，温服，每日1次。

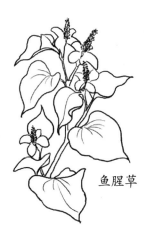

鱼腥草

⑦苡仁芦根粥。生苡仁60克，白米60克，鲜芦根30克，煮粥。

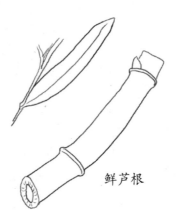

鲜芦根

日常保养

★慢性支气管炎的日常保养

◆避免有害和刺激性气体刺激。刺激性气体以及停滞空气中的细菌对慢性支气管炎患者来说是"致命的"。房间经常打扫，尤其注意避免有害及刺激性气体如烟雾、粉尘、煤气等对呼吸道的刺激。厨房内安装排气扇或抽油烟机，防止腥辣油烟对患者造成呼吸道刺激。

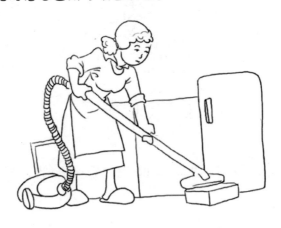

◆房间保持适宜的温湿度。这样患者不会出现喉咙干痒等情况。慢支患者居住的房间室温应相对稳定，通常以18℃～20℃为宜。同时应适当增加房间内的湿度，房间的相对湿度应以50%～60%为宜。

◆经常开窗通风换气。开窗通风，可以将房间内污浊的空气放走，换进清新的空气，不但降低了空气中病原微生物的密度，减少呼吸道疾病的传播，同时还可以避免污浊的空气给患者带来烦躁、倦怠、头晕以及食欲不振等不良反应。

◆戒烟。吸烟为所有呼吸道疾病的帮凶。吸烟时间愈长，烟量愈大，患病率也就愈高。戒烟后可使症状减轻或消失。

◆加强营养，合理膳食。慢性支气管炎患者的饮食应忌食油腻、生冷、辛辣的食物，并要控制食盐的摄入。冬季天气寒冷，可食高蛋白、高热量、高维生素、易消化、清淡的食物。此外蜂蜜、山药、核桃、白果、梨、枇杷等均对慢性支气管炎患者有一定的治疗作用，可适当食用。尽量避免食用虾皮、螃蟹、虾米、咸菜、霉变食品等易致敏食物。

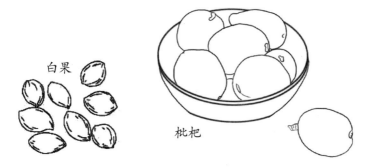

白果

枇杷

◆适当着衣，注意保暖。调查研究证实：慢性支气管炎患者感冒后约有80%可引起支气管炎急性发作。所以应根据天气变化及时增减衣服，冬天外出时要戴口罩和围巾。

★急性支气管炎的日常保养

◆避免食用辛辣刺激性食物，不宜过酸过咸。有过敏史者，忌食海腥发物和致敏性食物，饮食宜清淡。

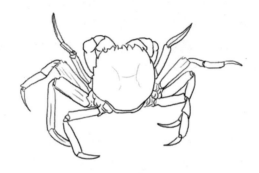

◆忌烟戒酒，避免烟尘、异味以及油烟等理化因素刺激。

◆预防感冒，加强耐寒锻炼，在缓解期要注意劳逸适度。

六　肺癌

　　肺癌是一种较为常见的肺部恶性肿瘤，绝大多数肺癌起源于支气管黏膜上皮。肺癌是造成男性和女性癌症相关死亡的最主要原因。全球每年大约有130万人死于肺癌。最常见的症状包括呼吸急促、咳嗽（咳血）以及体重减轻。

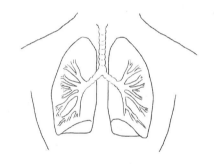

认识疾病

★肺癌的发病机制

　　肺癌的转移有以下4个途径：

◆直接扩散

　　癌肿不断增长，可以阻塞支气管管腔，同时还向支气管外的肺组织内扩展。靠近肺外围的肿瘤可侵犯胸膜和胸壁，中央型或靠近纵隔的肿瘤更可侵犯胸膜和胸壁，中央型或者靠近纵隔的肿瘤更可侵犯其他器官。巨大的肿瘤能够发生中心部分缺血性坏死，形成癌性空洞。

◆血行转移

血行转移是肺癌的晚期表现，癌细胞随肺静脉回流到左心之后，可转移至体内任何部位，常见转移部位为肝、脑、肺、骨骼系统、肾上腺、肾和胰。

◆支气管内播散

以肺泡细胞癌为例，细支气管及肺泡壁上的癌细胞很容易脱落，癌细胞可经支气管管道扩散至邻近的肺组织中，从而形成新的癌灶。

◆淋巴转移

肺的淋巴引流有一定的规律，右肺上叶流向右肺门和右上纵隔淋巴结。左肺上叶引至主动脉弓下淋巴结及左前上纵隔淋巴结。

★肺癌的病因

◆吸烟

目前认为吸烟为肺癌的最重要的高危因素，烟草中有超过 3000 种化学物质，其中多链芳香烃类化合物（如苯并芘）与亚硝胺均有很强的致癌活性。

◆职业和环境接触

有高达 15% 的肺癌患者有环境及职业接触史，有足够证据证实以下 9 种工业成分可增加肺癌的发生率：铝制品的副产品、砷、石棉、铬化合物、二氯甲醚、焦炭炉、芥子气、含镍的杂质、氯乙烯。长期接触铍、镉、硅以及福尔马林等物质也会增加肺癌的发病率。另外，空气污染，特别是工业废气均为肺癌的高危因素。

◆放射

铀和氟石矿工接触惰性气体氡气及衰变的铀副产品等，较其他人的肺癌发生率明显要高，但电离辐射不会增加肺癌的发生。

◆肺部慢性感染

如肺结核及支气管扩张症等患者，支气管上皮在慢性感染过程中可能化生为鳞状上皮，终致癌变，但这类情况比较少见。

◆内在因素

家族、遗传和先天性因素以及免疫功能降低，代谢及内分泌功能失调等亦可能是肺癌的高危因素。

◆大气污染

调查表明大气中苯并芘浓度高的地区，肺癌的发病率也增高。

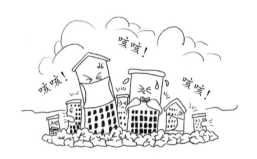

肺癌的分类

绝大多数肺癌为恶性上皮细胞肿瘤，就是上皮细胞的恶性肿瘤。根据癌细胞在显微镜下组织学上的大小及外观，肺癌主要分为"小细胞肺癌"与"非小细胞肺癌"。

◆非小细胞肺癌

因为预后方案相似，几种非小细胞肺癌归为一类。主要有三类：鳞状细胞癌、肺腺癌以及大细胞肺癌。

◆小细胞肺癌

小细胞肺癌，也称为"燕麦细胞癌"，不太常见。小细胞肺癌分局限期和广泛期。这类肺癌很大程度上与吸烟有关。

◆其他

当肿瘤中即包括小细胞癌又包括非小细胞癌，这类被认为是一种小细胞癌的变种，叫做混合小细胞癌。混合小细胞癌是目前唯一一种被承认的小细胞癌变种。

★ 肺癌的症状

◆早期症状

肺癌在早期并没有什么特殊症状，仅是一般呼吸系统疾病所共有的症状，如咳嗽、痰血、低热、胸痛以及胸闷等，很容易忽略。肺癌早期常见的症状：

（1）咳嗽。肺癌由于长在支气管肺组织上，通常会产生呼吸道刺激症状而发生刺激性咳嗽。

（2）低热。肿瘤堵住支气管后往往有阻塞性肺叶存在，程度不一，轻者仅有低热，而重者则有高热，用药之后可暂时好转，但很快又会复发。

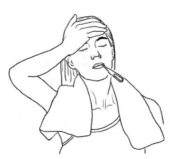

（3）胸部胀痛。肺癌早期胸痛较轻，主要表现为闷痛及隐痛，部位不固定，和呼吸的关系也不确定。比如胀痛持续发生则说明癌症有累及胸膜的可能。

（4）痰血。肿瘤炎症致坏死、毛细血管破损时会有少量出血，常常与痰混合在一起，呈间歇或断续出现。很多肺癌病人就是由于痰血而就诊的。

（5）骨关节症状。此类症状比较多见。由于肺癌细胞可产生某些特殊的内分泌激素（异源性激素）、抗原和酶，这些物质作用于骨关节部位，而引起骨关节肿胀疼痛，常累及胫、腓、尺、桡等骨及关节，指趾末端往往膨大且呈杵状指，X线摄片检查可见骨膜增生。

（6）肩背痛。肺外围型肺癌常向后上发展，侵蚀胸膜，累及肋骨和胸壁组织，从而导致肩背痛。这类患者很少有呼吸道症状。

◆晚期症状

肺癌晚期症状会因患者体质差异而有一定的差别，肺癌晚期时病情比较严重，需要及时对症治疗。局部晚期肺癌的症状：胸腔是个十分复杂的空间，肺表面四分之三的区域被胸壁环绕，它是由一薄层内膜（壁层胸膜）、肌肉、脂肪、肋骨及皮肤按不同比例构成的。肿瘤侵及以上任一部分均会引起疼痛。所以大多数已发生胸内区域性播散的肺癌患者均有胸痛之症状。

（1）声嘶为最常见症状。控制左侧发音功能的喉返神经由颈部下行至胸部，绕过心脏的大血管返行向上到喉，从而支配发音器官的左侧，影响发声。

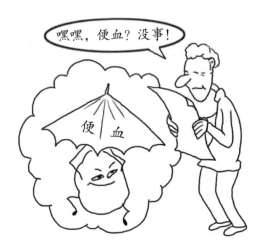

（2）出血。癌组织侵犯血管或癌组织小血管破裂而产生出血，为标志性的肺癌晚期死前症状。如肺癌病人可咯血，痰中带血；结肠、胃、食管癌则可便血。

（3）疼痛。出现疼痛常常提示癌症已进入中、晚期。开始多为隐痛或钝痛，夜间明显。以后逐渐加重，变得难以忍受，昼夜不停。通常止痛药不起作用。疼痛一般是癌细胞侵犯神经造成的。

（4）溃疡。因为某些体表癌的癌组织生长快，营养供应不足，出现组织坏死而形成溃疡。如某些乳腺癌可在乳房处出现火山口样或者菜花样溃疡，分泌血性分泌物，并发感染时可有恶臭味。此外，胃、结肠癌也可形成溃疡，通常只有通过胃镜、结肠镜才可观察到。

预防治疗

★肺癌的预防

◆禁止和控制吸烟。吸烟是致肺癌的主要因素。

◆减少工业污染的危害。在粉尘污染的环境中工作者，应戴好口罩或者其他防护面具以减少有害物质的吸入。改善工作场所的通风环境，使空气中的有害物质浓度减少。

◆减少环境污染。大气污染为一个重要的致肺癌因子。其中主要有 3，4- 笨并芘，二氧化硫、一氧化氮以及一氧化碳等。

◆在精神方面，肺癌患者要保持精神愉快向上，不可为一些小事而闷闷不乐。

◆饮食应富于营养、维生素，应多吃新鲜蔬菜和水果，水果能够有效预防肺癌的引发，不要吃辛辣刺激的食物。

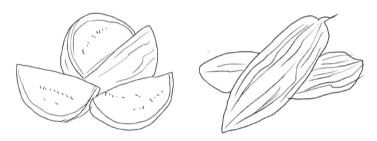

◆注意观察病情变化，对咯血量较多的老人应备好抢救物品，避免窒息。

◆对晚期肺癌患者可以适度使用止痛剂，提高患者的生存质量。

◆定期对高危人群进行 X 光检查和筛检，对肺癌的早期发现、早期治疗具有重要意义。

◆开展防治肺癌的卫生宣教，提高老年人对肺癌的警惕性，以使于早期发现、早期治疗。

★肺癌的治疗

◆外科手术治疗

外科手术为根治性治疗肺癌的首选方法。对于非小细胞肺癌，除部分Ⅲb及Ⅳ期外，都应以手术治疗或者争取手术治疗为主，根治性切除。到目前为止手术治疗是唯一有可能使肺癌病人获得临床治愈的治疗手段。即使是局部晚期肺癌，也可先借助其他治疗手段使癌灶缩小，然后争取手术切除。如病变范围较小，术后合理安排综合治疗，绝大多数能够延长患者生存期。早期肺癌病人，如早Ⅰa期肺癌通过外科手术就可达到临床治愈。

◆化学药物治疗

目前我国肺癌的化疗已与国际接轨，在国际肺癌化疗规范用药的基础上，我国也制定了小细胞肺癌和非小细胞肺癌的化疗规范指南。肺癌化疗分为一线化疗与二线化疗，也就是说即使一线化疗失败的患者，还可以换用二线化疗方案。

◆综合治疗

发挥各种治疗手段的协同作用以提高疗效，又能够减少治疗的毒副作用。综合治疗的内容大致可以包括：

（1）手术＋化疗。

（2）术前化疗＋手术＋术后化疗。

（3）手术＋化疗＋放疗。

（4）化疗＋放疗＋化疗和放疗同时进行，能够起到协同作用。

◆肺癌的养生食疗

（1）冰糖杏仁糊。甜杏仁15克，粳米50克，苦杏仁3克，冰糖适量。将甜杏仁和苦杏仁用清水泡软去皮，捣烂加粳米、清水以及冰糖煮成稠粥，隔日一次。具有润肺祛痰、止咳平喘以及润肠等功效。

（2）羊骨粥。先将羊骨两具（约重100克）洗净槌成小块，加水煎煮，取其汤液和洗净的粳米（或糯米）100克同煮为粥，粥熟后加入食盐，就可食之。

（3）蜂蜜润肺止咳丸。露蜂房、僵蚕各等份，蜂蜜适量。将3味药研末，并炼蜜为丸。每日2次，每次6克。功效润肺化痰、散结消肿。比较适用于肺癌咳嗽明显者。

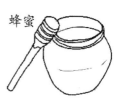

蜂蜜

（4）甘草雪梨煲猪肺。猪肺约250克、甘草10克、雪梨2个。梨削皮切成块，猪肺洗净切成片，挤去泡沫，和甘草同放砂锅内。加冰糖少许，适量清水小火熬者3小时后服用。每日1次，具有润肺除痰作用，咳嗽不止者适宜。

（5）银杏蒸鸭。白鸭1只，白果200克。白果去壳，开水煮熟后去皮、蕊，再用开水焯后混入去骨的鸭肉中。加清汤，笼蒸2小时至鸭肉熟烂之后食用。可经常食用，具有补虚平喘，利水退肿作用。晚期肺癌喘息无力、全身虚弱、痰多者适宜。

（6）五味子炖肉。五味子50克，鸭肉或猪瘦肉适量。五味子与肉一起蒸食或者炖食，并酌情加入调料。肉、药、汤俱服，补肺益肾，止咳平喘，肺癌肾虚型病人适宜。

（7）冬瓜皮蚕豆汤。冬瓜子60克，冬瓜皮60克，蚕豆60克。将上述食物放入锅内，加水3碗煎至1碗，再加入适当调料即成，去渣饮用。功效除湿、利水、消肿。肺癌有胸水者适宜。

五味子

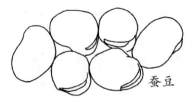

蚕豆

（8）太子鸡。太子参15克，鸡或鸭、猪肉适量。太子参和肉共炖熟，适当加入调料即可。经常服用，补肺、益气、生津。肺癌气血不足者适宜。

日常保养

★肺癌的日常饮食原则

◆多吃含维生素C和维生素A丰富的食物

研究发现维生素C可增强细胞间质的功能，而细胞间质是阻止癌细胞生成扩散的第一道屏障，它的功能增强有利于增强全身抵抗力，抑制癌细胞的增生，通常来说，蔬菜、水果比如西红柿、橙子、山楂、柠檬、大枣等都含有丰富的维生素C，应该多食用。

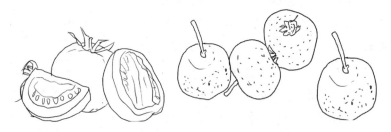

◆对症调理饮食

化疗的肺癌患者饮食中可以适量增加一些调味品，使食物味道鲜美、增进患者的食欲。若进食时容易呛食，则可吃少渣流食。

◆少食多餐

肺癌的患者在3餐之外还可以定时增加一些体积小、热能高以及营养丰富的食物如巧克力等以补充机体对热能的需求，此外在进餐时应该避开化疗药物作用的高峰，比如静脉化疗最好空腹时进餐。

◆食物要少而精

在进行化疗期间患者可能会出现明显的胃肠道反应，如恶心、呕吐、腹泻以及食欲不振等，大多数患者食量较少，所以应该选择高热能、高质量的蛋白膳食，还要保证食物品种的多样化，鼓励患者坚持进食，当患者由于呕吐导致食物摄入量不够时，可从静脉辅助注射葡萄糖、氨基酸以及蛋白等。

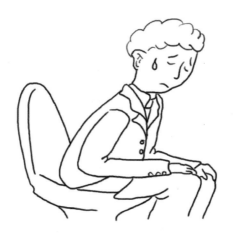

★肺癌的日常保健

当肺癌患者经过手术切除、放射治疗或中西医抗癌药物治疗，病情达到完全缓解或者部分缓解之后，应当在促进康复保健方面加以注意。

◆完全禁止吸烟。不论什么时候戒除，均为时不晚。

◆不要到人多的或空气污浊的公共场所去，防止外感和呼吸道感染。

◆做气功锻炼，尤其是增强呼吸功能的气功，以使提高肺部功能。

◆吸入新鲜空气，多到自然环境中去锻炼或者活动。

◆少吃刺激性食物及生痰伤肺之物如辣椒、生葱蒜以及肥肉等物；多吃富含维生素A及C的食物及清肺润肺食物如胡萝卜、葡萄、百合、蕊菇、炒杏仁、核桃仁、白果、芦笋、罗汉果、枇把、梨等。

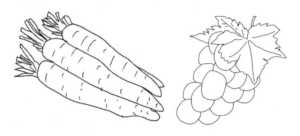

◆坚持定期复查及服用益气补肺、清热抗癌的中药。若是部分缓解，则应在医生密切观察下进行必要的中西医综合治疗，以争取长期缓解。

七　肺气肿

　　肺气肿是指终末细支气管远端（细支气管、肺泡管、肺泡囊以及肺泡）的气道弹性减弱，过度膨胀、充气和肺容积增大或同时伴有气道壁破坏的病理状态。根据其发病原因肺气肿有如下几种类型：老年性肺气肿、代偿性肺气肿、灶性肺气肿、间质性肺气肿、旁间隔性肺气肿以及阻塞性肺气肿。

认识疾病

★肺气肿的发病机制

　　◆慢性支气管炎症导致细支气管管腔狭窄，形成不完全阻塞，呼气时气道过早闭合，肺泡残气量增加，造成肺泡过度充气。

　　◆慢性炎症破坏小支气管壁软骨，失去其支架作用，导致呼气时支气管过度缩小或陷闭，使肺泡内残气量增加。

　　◆反复肺部感染和慢性炎症，造成白细胞和巨噬细胞释放的蛋白分解酶增加，损害肺组织和肺泡壁，致使多个肺泡融合成肺大泡。

　　◆肺泡壁毛细血管受压，肺组织供血减少造成营养障碍而使肺泡壁弹性减退。

　　◆弹性蛋白酶和其抑制因子失衡：人体内存在弹性蛋白酶和弹性蛋白酶抑制因子（主要为 $\alpha 1-$ 抗胰蛋白酶），吸烟可使中性粒细胞释放弹性蛋白酶，烟雾中的过氧化物还导致 α1- 抗胰白酶的活性降低，导致肺组织弹力纤维分解，导致肺气肿。此外，先天性遗传缺乏 α1- 抗胰白酶者易于发生肺气肿。

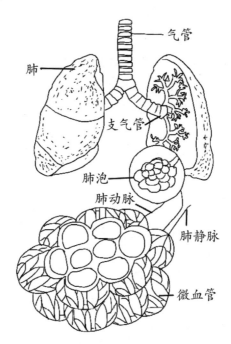

★ 肺气肿的病因

肺气肿的发病机制至今尚未完全阐明，通常认为是多种因素协同作用形成的。

◆引起慢性支气管炎的各种因素如感染、吸烟、大气污染、职业性粉尘和有害气体的长期吸入、过敏等，均可引起阻塞性肺气肿。

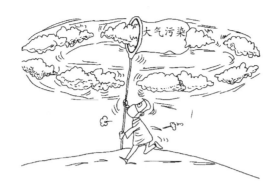

慢支

　　慢性支气管炎是由于感染或者非感染因素引起气管、支气管黏膜及其周围组织的慢性非特异性炎症。其病理特点为支气管腺体增生、黏液分泌增多。临床出现有连续2年以上，每持续3个月以上的咳嗽、咳痰或者气喘等症状。早期症状轻微，多在冬季发作，春暖后缓解；晚期炎症加重，症状会长年存在，不分季节。疾病进展又可并发阻塞性肺气肿及肺源性心脏病，严重影响劳动和健康。

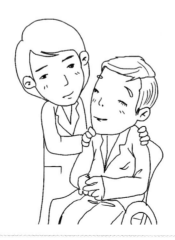

◆吸烟、感染和大气污染等引起细支气管炎症，管腔狭窄或者阻塞。吸气时细支气管管腔扩张，空气进入肺泡；呼气时管腔缩小，空气滞留，肺泡内压不断增高，造成肺泡过度膨胀或破裂。细支气管周围的辐射状牵引力损失，造成细支气管收缩，致管腔变狭。肺血管内膜增厚，肺泡壁血供减少，肺泡弹性减弱等，助长膨胀的肺泡破裂。在感染的情况下，体内蛋白酶活性增高，正常人抗蛋白酶系统的活性也相应增高，以避免肺组织遭到破坏。α1抗胰蛋白酶缺乏者对蛋白酶的抑制能力减弱，所以更易发生肺气肿。吸烟对蛋白酶－抗蛋白酶平衡也有不良影响。

肺气肿患者的空气滞留情况

当肺泡壁受到损坏或破坏后，呼吸道无支撑，无法保持呼吸道开放，肺泡壁弹性回缩能力也会丧失，呼气时萎陷。

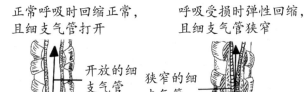

正常呼吸时回缩正常，　　　呼吸受损时弹性回缩，
且细支气管打开　　　　　　且细支气管狭窄

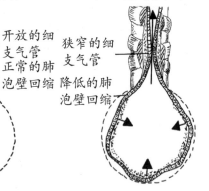

开放的细
支气管

狭窄的细
支气管

正常的肺
泡壁回缩

降低的肺
泡壁回缩

正常呼吸　　　　　　呼吸受损

◆弹性蛋白酶及其抑制因子失衡学说。

★肺气肿的症状

◆慢支并发肺气肿时，在原有咳嗽及咳痰等症状的基础上出现了逐渐加重的呼吸困难。

◆最初仅在劳动、上楼或者登山、爬坡时有气急。

◆随着病变的发展，在平地活动时，甚至在静息时也会感气急。

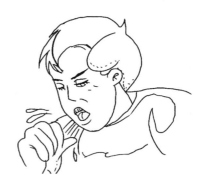

◆当慢支急性发作时，支气管分泌物增多，进一步使通气功能障碍加重，有胸闷、气急加剧，严重时可出现呼吸功能衰竭的症状，如紫绀、头痛、嗜睡以及神志恍惚等。

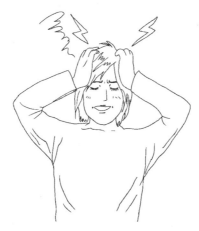

◆肺气肿的年龄特点
随着年龄的增加、气流峰值降低、气体交换减少以及肺

活量减少，这些都会造成患者气短加重。如果患者吸烟，这些改变会更明显，肺老化进程加快，肺气肿也将加重。此外，随着年龄增加肺部防御功能及免疫系统功能下降，细菌或者病毒感染后肺炎的机会增加。

 肺气肿的并发症

（1）自发性气胸 并发于阻塞性肺气肿者并不少见，多由于胸膜下肺大泡破裂，空气进入胸膜腔所致。如果患者基础肺功能较差，气胸为张力性，即使气体量不多，临床表现也较重，必须积极抢救，不可掉以轻心。肺气肿患者肺野透亮度比较高，并且常有肺大泡存在，体征不够典型，给局限性气胸的诊断带来一定困难。

（2）呼吸衰竭 阻塞性肺气肿往往呼吸功能严重受损，在某些诱因比如呼吸道感染、分泌物干结潴留、不适当氧疗、应用静脉剂过量以及外科手术等的影响下，通气及换气功能障碍进一步加重，可诱发呼吸衰竭。

（3）慢性肺源性心脏病和右心衰竭 低氧血症和二氧化碳潴留以及肺泡毛细血管床破坏等，均可引起肺动脉高压。在心功能代偿期，并没有右心衰竭表现。当呼吸系病变进一步加重，动脉血气恶化时，肺动脉压显著增高，心脏负荷加重，加上心肌缺氧及代谢障碍等因素，可诱发右心衰竭。

（4）胃溃疡 经胃溃疡尸检证实阻塞性肺气肿患者有18%～30%并发胃溃疡。

（5）睡眠呼吸障碍 正常人睡眠中通气可稍有降低，而阻塞性肺气肿患者睡眠时通气降低较为明显。

预防治疗

★肺气肿的预防

◆首先要预防及控制支气管感染，不吸烟或戒烟。

◆注意保暖，增强体质，避免感冒。如果有咳嗽、咳痰应立即就医。

◆改善环境卫生、做好个人劳动保护、消除和避免烟雾、粉尘和刺激性气体对呼吸道的影响。

◆做呼吸体操。早上做深呼吸运动，锻炼腹式呼吸，或者做以肋间肌运动为主的胸式呼吸。

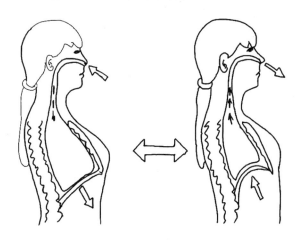

★肺气肿的治疗

◆适当应用舒张支气管药物，比如氨茶碱，β2受体兴奋剂。若有过敏因素存在，可适当选用皮质激素。

◆根据病原菌或者经验应用有效抗生素，如青霉素、庆大霉素、环丙沙星以及头孢菌素等。

◆呼吸功能锻炼做腹式呼吸，缩唇深慢呼气，以使呼吸肌的活动加强，增加膈的活动能力。

 膈

> 膈是一向上隆凸的薄肌，位于胸、腹腔之间，封闭胸廓下口。膈穹窿右高左低，最高点分别在右第 4，左第 5 肋间隙，膈上面覆以膈胸膜、筋膜、壁胸膜或心包壁层，隔着胸膜与肺底相邻。膈下面右半与右半肝在内叶，膈下面左半同肝左外叶、胃和脾相邻。膈为主要的呼吸肌，膈与腹肌同时收缩，则能够增加腹压，可协助排便、呕吐及分娩等活动。

◆家庭氧疗，每天 12 ~ 15 小时的给氧能延长寿命，如果能达到每天 24 小时的持续氧疗，效果更好。

◆物理治疗，根据病情制定方案，如气功、太极拳、呼吸操以及定量行走或登梯练习。

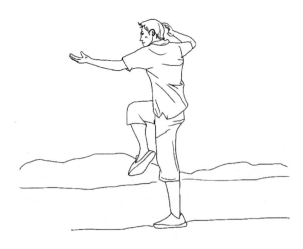

肺气肿目前无法治愈，幸有不少方法能够减轻患者的痛苦，并且减慢病情恶化速度。

日常保养

★肺气肿的饮食禁忌

◆忌食刺激性食物。忌食辣椒、葱、蒜、酒等辛辣刺激性食物，由于刺激气管黏膜，会加重咳嗽、气喘、心悸等症状，诱发哮喘，所以当忌食。

◆忌食海腥油腻之品。非清蒸做法做出的鱼，因为用油量过大，容易引起上火。此外，有过敏体质的人以及血尿酸高的人（如痛风病人）也应少吃油量大的虾、黄鱼、带鱼、蟹以及肥肉等，以免助火生痰。

◆避免食用产气食物。如红薯、韭菜等，由于其对肺气宣降不利，应多食用碱性食物。

◆禁止吸烟。由于抽烟为支气管炎发生发展的祸根之一，对哮喘性支气管炎十分不利，应绝对禁止。

★适宜肺气肿的饮食

◆供给充足的蛋白质和铁。饮食中应多吃瘦肉、动物肝脏、豆腐以及豆浆等。这些食品不仅富含优质蛋白质和铁元素，而且又无增痰上火之弊，对增强病人体质有利，提高抗病力，促进损伤组织的修复。

◆多吃含有维生素A、C及钙质的食物。含维生素A的食物如猪肝、鱼肝油、蛋黄、胡萝卜、韭菜、南瓜以及杏等；有润肺、保护气管之功效，含维生素C的食物有抗炎、抗癌、防感冒的功能，如大枣、番茄、柚、青椒等；含钙食物能增强气管抗过敏能力，如猪骨、青菜、豆腐以及芝麻酱等。需注意的是，奶制品可使痰液变稠，不易排出，从而加重感染，因此要限制牛奶及其制品的摄入。

◆增加液体摄入量。大量饮水，有利于痰液稀释，保持气管通畅；每天饮水量至少 2000 毫升（其中包括食物中的水分）。

◆经常吃食用菌类能调节免疫功能。如香菇、蘑菇含香菇多糖、蘑菇多糖，可增强人体抵抗力，以使支气管哮喘的发作减少。

★肺气肿患者的保健

◆对引起此病的原发病，比如慢性支气管炎，支气管哮喘和矽肺等，要积极防治。此病由于肺功能受损害，影响身体健康及抵抗力，并且两者互为因果，因此，平时注意调养，增进身体健康及抵抗力，是改善肺功能的是根本方法，并且要树立治愈的信心，此病不是不治之症。

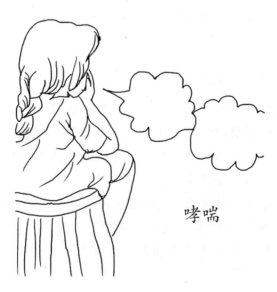

哮喘

◆依据病人体力，可积极参加一些适当的体育活动。如慢跑是一种最完整的全身性协调运动，能增加肺活量和耐力，慢跑时维持呼吸均匀，可以使足够的氧气进入体内。太极拳，柔软操，步行等能增进身体健康，凡多年坚持锻炼的患者，比多休息少动者更能保持健康。

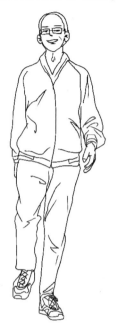

◆肺气肿病人冬季最怕冷，也很易患感冒，每次呼吸道感染之后症状加重，肺功能亦受影响，进行耐寒锻炼可以提高患者抵抗力。春季开始，先用两手摩擦头面部和上下肢暴露部分，每日数次，每次数分钟，直至皮肤微红为好，夏天在室内用毛巾浸于冷水中拧干后作全身摩擦，每日1～2次。秋后改用冷水擦脸。这样经耐寒锻炼后，可减少感冒，呼吸道感染。

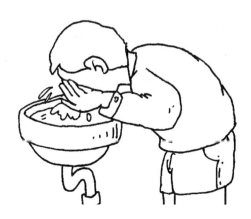

◆肺气肿病人在肺部感染时，一定要卧床休息，遵照医嘱积极抗炎，解痉平喘，按时服药。食补不可操之过急，在原则上以祛邪为主。感染控制后可逐步调补，如果平时体倦乏力，易患感冒，属肺气虚者，可选用黄芪、人参、防风、白术等以补益肺气。

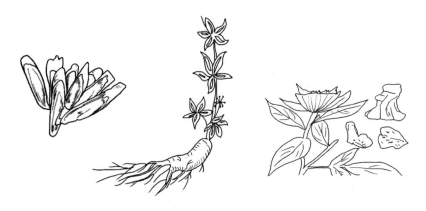

八　急性呼吸窘迫综合征

急性呼吸窘迫综合征（ARDS）为肺水肿的一种形式，可以迅速导致呼吸衰竭。也称为休克肺、僵硬肺、白肺、湿肺或者 Da Nang 肺，它可继发于直接或间接性肺损伤。

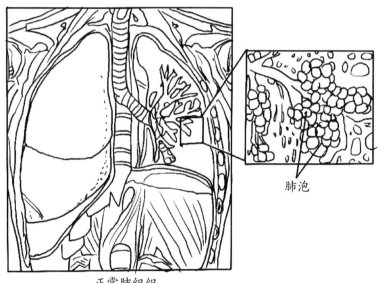

肺泡

正常肺组织

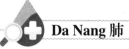**Da Nang 肺**

因越南的 Navy Hospital in Da Nang 而得名，可能是与大量等张晶体引起的肺水肿或异常激活的免疫系统介导的器官损害有关。

认识疾病

★急性呼吸窘迫综合征的发病机制

急性呼吸窘迫综合征发病机制尚未清楚。肺损伤的过程除与基础疾病的直接损伤有关外，更重要的是炎症细胞及其释放的介质和细胞因子引起全身炎症反应，过度的全身炎症反应或抗炎反应导致肺泡——毛细血管损伤，通透性增加和微血栓形成，肺泡上皮损伤，表面活性物质减少或消失，引起肺水肿，肺泡内透明膜形成和肺不张。从而造成肺的氧合功能障碍，造成顽固性低氧血症。

炎症细胞在 ARDS 的发病中起重要作用：

◆炎症细胞的迁移和聚集。

◆炎症介质的释放。

◆肺泡毛细血管损伤及通透性增高。

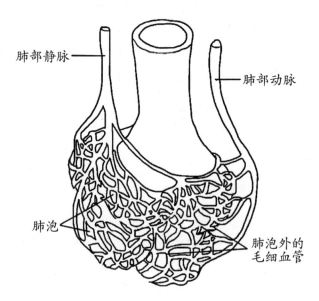

肺部静脉

肺部动脉

肺泡

肺泡外的毛细血管

★急性呼吸窘迫综合征的病因

◆创伤是引起急性呼吸窘迫综合征最为常见的原因，创伤相关因素，如脂肪栓子、脓毒败血症、休克、肺挫伤、外伤性组织损伤以及反复输血均增加微血栓形成的可能性。

 脓毒败血症

脓毒败血症为致病菌或条件致病菌侵入血循环中生长繁殖，产生毒素和其他代谢产物所引起的急性全身性感染，临床上以寒战、皮疹、高热、关节痛及肝脾肿大为特征，部分可有感染性休克和迁徙性病灶。病原微生物自伤口或者体内感染病灶侵入血液引起的急性全身性感染。临床表现主要为寒战、高热、皮疹、关节痛、肝脾肿大，部分患者还可出现烦躁、四肢厥冷及紫绀、脉细速、呼吸增快以及血压下降等。病死率可达30％～50％，特别是老人、儿童、有慢性病或者免疫功能低下者、治疗不及时及有并发症者，预后更为恶劣。伴有多发性脓肿者称脓毒血症；如果细菌仅短暂侵入血流则称为菌血症。

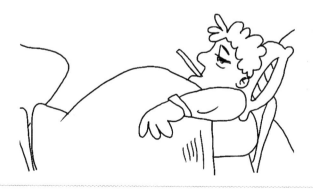

◆其他造成急性呼吸窘迫综合征的常见原因还包括过敏反应、胃内容物的吸入、弥漫性肺炎（特别是病毒性肺炎）、药物过量（如海洛因、阿司匹林以及乙氯维诺）、特殊药物反应（氨苄西林和氢氯噻嗪）、有毒气体吸入（如氮氧化物、氨气以及氯气）、溺水和呼吸机导致的氧中毒。

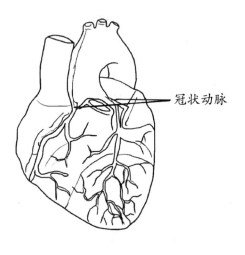

冠状动脉

引起急性呼吸窘迫综合征的较少见原因包括冠状动脉旁路移植、白血病、血液透析、急性粟粒性肺结核、胰腺炎、血栓形成性血小板减少性紫癜、尿毒症以及静脉气体栓塞。

★急性呼吸窘迫综合征的症状

急性呼吸窘迫综合征每一阶段均有典型的症状。

◆第一阶段

（1）患者呼吸困难，特别是运动时。

（2）呼吸率与脉率正常或增高。

◆第二阶段

（1）呼吸窘迫更加明显。

（2）患者使用辅助呼吸肌呼吸，出现面色苍白，焦虑以及不安。

（3）患者可出现干咳、黏稠泡沫痰，血性、黏性分泌物。

（4）可发现皮肤湿冷。

（5）心动过速及呼吸急促可伴有血压升高。

（6）患者可以出现精神状态的改变或者意识水平的降低。

◆第三阶段

（1）患者需要用力呼吸。

（2）生命体征出现呼吸急促（＞30次／分）。心动过速伴心律失常（一般出现心室性期前收缩）及血压波动。检查可发现咳嗽带痰，皮肤苍白、发绀。

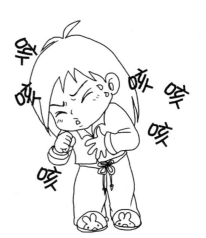

（3）患者可表现出精神状态的改变或者意识水平的降低。

◆第四阶段

（1）发生严重的低氧血症，出现呼吸衰竭。

（2）患者的精神状态恶化并可能会处于昏睡状态。

（3）患者的皮肤苍白、发绀。

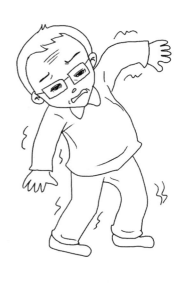

（4）自主呼吸减少，心动过缓，心律失常伴低血压。

（5）出现代谢性酸中毒和呼吸性酸中毒。

（6）当急性呼吸窘迫综合征发展到此阶段时，患者处于肺纤维化的高度风险中。

肺纤维化

肺纤维化，就是肺脏间质组织由胶原蛋白、弹性素及蛋白醣类构成，当纤维母细胞受到化学性或者物理性伤害时，会分泌胶原蛋白进行肺间质组织的修补，进而导致肺脏纤维化；即肺脏受到伤害后，人体修复产生的结果。肺纤维化多于40～50岁发病，男性多发于女性。

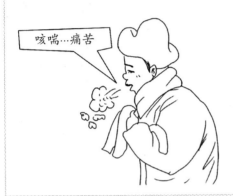

咳喘…痛苦

预防治疗

★ 急性呼吸窘迫综合征的预防

一旦出现急性呼吸窘迫综合征，预后比较严重，处理也复杂和困难，重要在于预防和早期治疗，急性呼吸窘迫综合征一般作为全身多器官功能障碍综合征的一部分，在临床上，很难看到单纯的急性呼吸窘迫综合征而同时病人不合并其他器官的功能障碍。实际上大多数的急性呼吸窘迫综合征患者为肺外器官功能不全或者创伤、感染等所造成，随后导致肺本身发生功能障碍，进一步导致肺发生感染，再反过来加重急性呼吸窘迫综合征病情。所以将急性呼吸窘迫综合征作为全身多器官功能障碍综合征的一部分给予处理，是急性呼吸窘迫综合征治疗成功的基本概念。对于休克、重度创伤病人，尤应注意下列几点：

①发生休克之后迅速恢复循环血容量。

②保留气道内导管，直到病人完全清醒及充分的通气。

③积极鼓励病人进行深呼吸。

④经常更换体位。

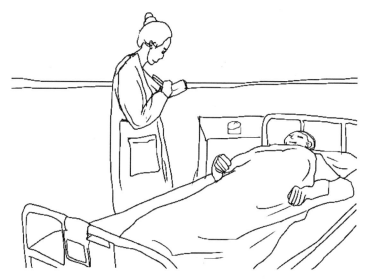

⑤凡输血大于4个单位者，应使用标准的滤过器过滤，应尽量避免过多地输注陈旧的库存血液。

⑥补充营养。

⑦控制过量过快输液。

⑧给纯氧不宜时间过长，最好应用40%浓度的氧气。

⑨防止胃液误吸入肺，特别是对神志昏迷的病人。

★急性呼吸窘迫综合征的治疗

治疗的关键在于纠正导致急性呼吸窘迫综合征的原因，

防止危及生命的低氧血症和呼吸性酸中毒的发展。支持治疗包括借助合适的相对密闭的面罩给予加湿的氧气，面罩使持续呼吸道正压（PEEP）的使用更加方便。但是，单独使用此治疗很少能满足患者的需求。如果在进行此治疗后患者的低氧血症未见好转，则可能需要插管、机械通气以及使用 PEEP。预防护理源性感染也同样十分重要。其他支持治疗方法包括液体限制、利尿药治疗和纠正电解质紊乱及酸碱失衡。

当急性呼吸窘迫综合征患者需要机械通气治疗时，可给予镇静药、阿片类药物或神经肌肉阻滞药（如维库溴铵），以减轻患者的不安及焦虑（降低氧的消耗和二氧化碳的产生），以有助于加强通气治疗效果。

当脂肪栓塞或者化学性损伤导致急性呼吸窘迫综合征时，可早期短程给予大量糖皮质激素。在必要时碳酸氢钠治疗可纠正严重的代谢性酸中毒，补液和给予血管升压药可以维持血压。非病毒性感染的治疗需要给予抗菌药物。

日常保养

★ 一般护理

◆ 将病人安置在呼吸监护病室实施特别监护。保持病室空气清新，定时进行通风换气和空气、地面消毒，通风换气时应做好病人的保暖工作，避免受凉。

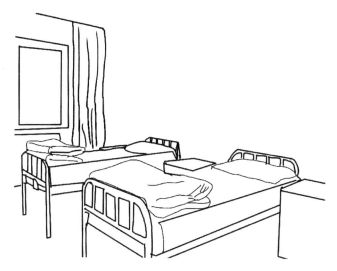

◆对神志清醒的使用机械通气的病人，应通过语言或者非语言的方式与其加强沟通，给予心理支持。

◆通过鼻饲或者静脉高营养及时补充热量和高蛋白、高脂肪。

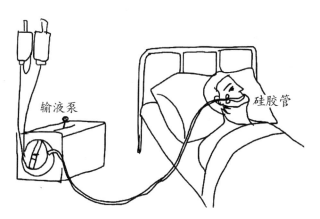

◆遵医嘱输液，维持适当的体液平衡，严格控制输液速度，避免由于输液不当而诱发或加重肺水肿。

◆加强皮肤和口腔护理，避免继发感染。

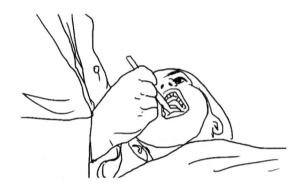

★ 给氧护理

迅速纠正低氧血症为抢救急性呼吸窘迫综合征最重要的措施。遵医嘱给予高浓度（＞50％）、高流量（4 ～ 6L/min）氧以提高氧分压，在给氧过程中氧气应充分湿化，避免气道黏膜干裂受损。给氧时，应记录吸氧方式、吸氧浓度以及时间，并观察氧疗效果和副反应，防止发生氧中毒。

🔍➕ 氧中毒

氧为需氧型生物维持生命不可缺少的物质，但超过一定压力及时间的氧气吸入，会对机体起有害作用。氧中毒指的是机体吸入高于一定压力的氧一定时间后，某些系统或器官的功能与结构发生病理性变化而所表现的病症。

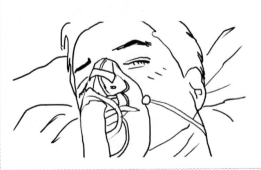

★ 病情观察

观察生命体征和意识状态，特别是呼吸困难和发绀的病情变化；注意每小时尿量变化，准确记录 24 小时出入液量。遵医嘱及时送检血气分析与生化检测标本。

★ 常规护理

做好人工气道与机械通气的常规护理。

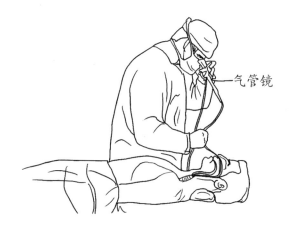

气管镜

★ 心理护理

加强心理护理，缓解病人的紧张及焦虑。

九 石棉肺

石棉肺是因为长期暴露于空气中含有石棉微粒的环境中引起的一种以广泛的肺间质纤维化为特征的疾病。一般在暴露于石棉环境后 15 ~ 20 年，本病仍可进展。暴露石棉还可引起胸膜斑和胸膜腹膜的间皮瘤。石棉作为一种强效致癌物可提高吸烟患者患肺癌的风险。事实上，在从事石棉作业并且吸烟的工人中，患上肺癌的概率为非石棉作业的吸烟者的90 倍。

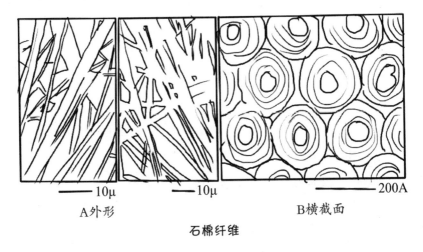

A外形　　　　　　　　　　　　　　B横截面

石棉纤维

石棉肺为尘肺的一种类型。本病由长期吸入可吸入性的石棉纤维（约 50 微米长，0.5 微米宽）进展而来。暴露石棉来源于石棉矿石和磨粉、建筑业（石棉用来预加工模型）和防火及纺织业。此外，石棉还用作印刷、塑料业、汽车的刹车及离合器衬片涂层。石棉相关疾病见于石棉从事者的家人是由于他们暴露于工人们回家后抖落衣物上的纤维粉尘的环境中。本病如果发生广泛，可能是由于患者居住地附近存在石棉加工厂，排放纤维性粉尘或污染的绒毛。

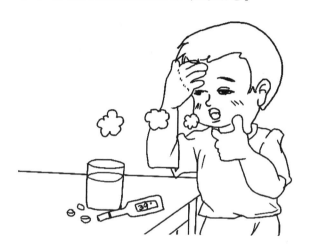

认识疾病

★ 石棉肺的发病机制

当肺部充满石棉纤维时就形成了石棉肺。吸入的石棉纤维通过呼吸道下行弥散至呼吸性细支气管和肺泡壁。机体试图用咳嗽将异物排出。杯状细胞受刺激产生黏液保护呼吸道免受石棉碎屑损害，通过吐痰的方式排出。石棉纤维随即形成嵌入于痰液及肺组织中的褐色和铁锈色蛋白样鞘状物，叫做石棉小体。石棉纤维的刺激持续存在影响终末支气管和肺泡。异物及炎症使呼吸道扩张，而纤维化则是呼吸道经持续刺激之后的结果。间质纤维化可发生于终末肺区域，影响肺实质及胸膜。突起的玻璃样斑块可以位于壁胸膜、膈胸膜以及接近心包的胸膜部位。大量肺泡和终末支气管受累后可发展为低氧血症。

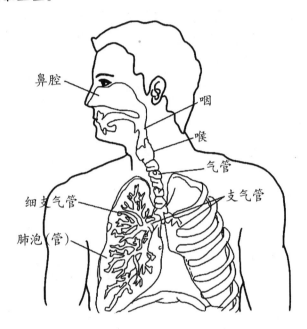

鼻腔
咽
喉
气管
细支气管
支气管
肺泡（管）

★ 石棉肺的病因

石棉肺是因为石棉纤维沉积于呼吸细支气管和肺泡壁所致。石棉纤维的致病力与其吸入的数量、纤维大小、形状及溶解度有关。石棉纤维有螺旋形与直形两种。螺旋形纤维吸入后常可被呼吸道黏膜排出，直形纤维硬而且易碎，在呼吸道穿透力较强，所以致病性较强。

◆肺间质炎症

早期吸入的石棉纤维多停留于呼吸细支气管，仅部分抵达肺泡，穿过肺泡壁进入肺间质被巨噬细胞吞噬，并且释放致炎因子和致纤维化因子，导致肺间质炎症和广泛纤维化。

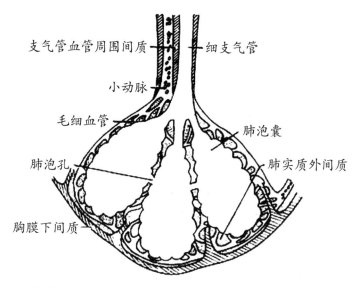

支气管血管周围间质 ——　—— 细支气管

小动脉 ——

毛细血管 ——　—— 肺泡囊

肺泡孔 ——　—— 肺实质外间质

胸膜下间质 ——

◆ 直接刺激

　　石棉纤维可以直接刺激纤维母细胞合成并分泌胶原，形成纤维化。

◆ 毒性作用

　　石棉对肺组织中的巨噬细胞、肺泡上皮细胞以及间皮细胞均有毒性作用，导致肺、胸膜的纤维化。

 间皮细胞

　　间皮细胞指的是构成间皮的细胞，间皮由一层细胞组成，位在胸膜或者腹膜和器官相接之面上。间皮的功用是提供润滑，使器官与器官、器官与胸膜与腹膜间均得到良好的保护，不会互相磨损受伤。而间皮所提供的润滑及保护作用就是利用间皮细胞所分泌的物质来达成。多半是细胞外基质、玻尿酸类物质。

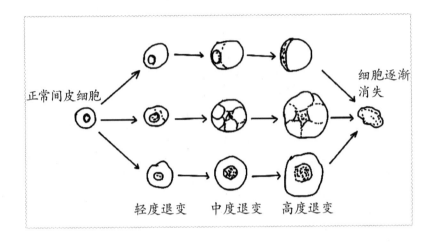

正常间皮细胞

细胞逐渐消失

轻度退变　　　中度退变　　　高度退变

★ 石棉肺的症状

　　石棉肺早期可无症状和×线改变，仅有活动后气短，患者起病多隐匿，症状出现多于接尘7～10年以上，但是少数也有仅在接尘后1年左右而出现症状者。

　　石棉肺典型症状是缓慢出现、逐渐加重的呼吸困难，早期以劳力性为主，严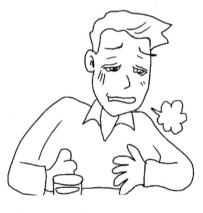重程度与接触粉尘时间和浓度有关。通常为干咳，严重吸烟者咳嗽往往较重，并且伴有黏液痰。胸痛往往较轻，常为背部或者胸骨后钝痛，咯血较少见，如合并肿瘤可发生咯血，合并感染时始有发热、咳脓痰。早期体格检查常没有异常发现，有时两下肺可听到捻发音，或者有干、湿性音，偶有胸膜摩擦音。

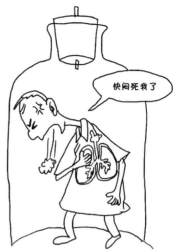

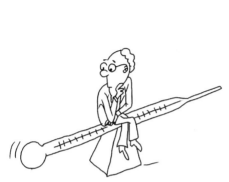

晚期患者可有杵状指（趾），可见于 75% 的患者，可有发绀及肺心病体征。石棉纤维刺入皮肤可发生石棉疣或者鸡眼，见于手指屈侧、手掌及足底。

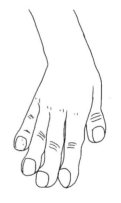

 石棉疣

　　石棉可引起皮肤疣状赘生物——石棉疣。常会发生于手指屈面、手掌以及足底。是石棉纤维进入皮肤引起的局部慢性增生性改变。疣状物白针头至绿豆大，表面粗糙，有轻度压痛。病程缓慢，会经久不愈。

预防治疗

★ 石棉肺的预防

中国现行规定石棉粉尘及含有 10% 以上石棉的粉尘的最高容许浓度为 $2mg/m^3$。其他硅酸盐的最高浓度为含有 10% 以下的石棉粉尘是 $4mg/m^3$。降低石棉粉尘浓度是避免车间和工地发生尘肺的基础。密闭机器装置，配备通气除尘设备，并注意防止由于通风对周围环境的污染。在和其他产品相混合和进行纺织时应事先将纤维湿化，能够有效降低粉尘的产生。工人上下班应更换衣服并进行清洗。禁止将工作服穿着离开工作场所及防止污染家庭环境。采用少毒物质替代石棉等。

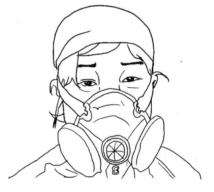

◆ 有以下疾病不宜从事接触粉尘的工作：

（1）活动性肺结核病。

（2）慢性阻塞性肺病。

（3）慢性间质性肺病。

（4）伴肺功能损害的疾病。

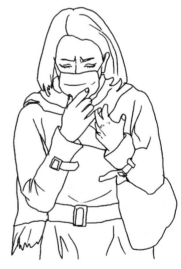

★ 石棉肺的治疗

◆肺部物理治疗　如控制咳嗽和配合有胸部叩击和振动的体位引流，可以缓解呼吸系统症状和体征，在严重病例，处理缺氧及肺源性心脏病。

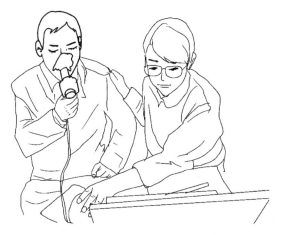

◆气雾药治疗　吸入黏液溶解药及增加液体摄入（每日至少 3 升）也可有助于缓解呼吸道症状。缺氧需经导管或者面罩（达到 2L/min）给氧，患者 PaO_2 如低于 40mmHg 时，通过机械通气给氧。

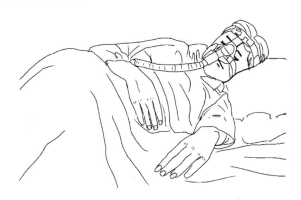

◆肺源性心脏病患者，可能需要给予利尿药、地高辛制剂以及限制盐摄入。呼吸道感染时立即给予抗生素治疗。当存在可逆性阻塞时，可给予支气管扩张药。

肺源性心脏病

肺源性心脏病简称为肺心病，可分为急、慢性两类，急性者较少见，主要是因为急性肺动脉栓塞，使肺循环阻力急剧增加，而造成右心室急性扩大及衰竭。慢性者较为常见，主要是由于慢性肺、胸部疾病或肺血管病变引起的肺循环阻力增加，导致右心室负荷加重，右心室肥大，最后造成右心衰竭。其常见的病因主要有慢性支气管炎、支气管哮喘并发慢性阻塞性肺气肿，占80%～90%，其次是支气管扩张、硅肺、肺结核、慢性肺间质纤维化、胸廓畸形以及胸膜肥厚等。本症病程发展缓慢，症状和体征逐步出现，早期呼吸和循环功能尚可以代偿，但是到晚期则出现心力衰竭和呼吸衰竭。

肺心脏病的症状是这样的……

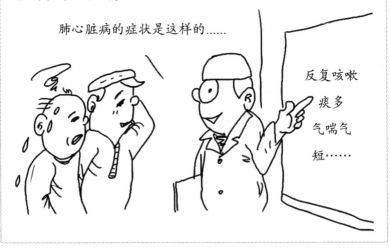

反复咳嗽痰多气喘气短……

日常保养

★ 应适应生活方式的改变

患者适应由于慢性疾病带来的生活方式改变。

★ 警惕基础呼吸功能的改变

观察痰液质和量的改变，以及有无不安、气促加重、发热、盗汗和呼吸音改变，并及时报告。每日数次胸部物理治疗包括体位引流、胸部叩击以及振动患病的肺叶。

★ 提供高热量、高蛋白饮食。

◆少食多餐使患者保存体力防止疲乏，患者应戒烟。并观察是否有如肺动脉高压和肺源性心脏病这样的并发症出现。

◆宜清淡为主，多吃蔬果，合理搭配膳食，注意营养充足。

（1）宜吃蛋白质含量高的食物。

（2）宜吃氨基酸种类丰富的食物。

（3）宜吃祛痰清肺的食物。

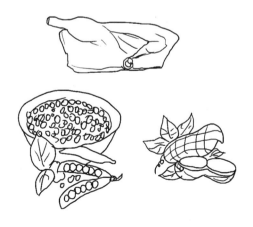

◆忌辛辣刺激及油腻食品。

（1）忌吃发物性的食物。

（2）忌吃油炸不宜消化的食物。

（3）忌吃燥热性的食物。

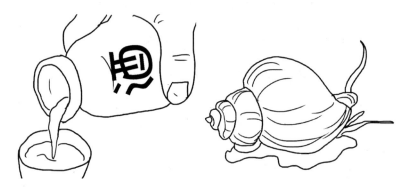

◆保证患者入液量充足稀释分泌物。

◆患者每日活动，提供适宜的消遣活动。劳逸结合有助于保存体力防止疲乏。

十　哮喘

哮喘是一种慢性肺部疾病，为可逆的呼吸道炎症，可自行缓解或者经治疗后好转。以炎症和对多种刺激的高反应性导致的呼吸道的阻塞或狭窄为特征。哮喘的表现从轻微喘息、呼吸困难至危及生命的呼吸衰竭。支气管炎症的症状可持续于急性发作间期。

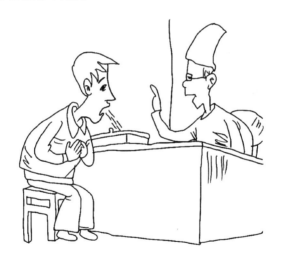

认识疾病

★哮喘的发病机制

哮喘的发病机制与以下因素相互作用有关：

◆变态反应

变应原进入特应症患者体内之后，刺激 T 淋巴细胞，并且传递给 B 淋巴细胞合成特异性 IgE，IgE 结合于肥大细胞、嗜碱粒细胞表面的受体。变应原再次进入体内之后，同 IgE 交联，使这些细胞释放多种活性介质，导致平滑肌收缩，黏液分泌增加，血管通透性增加，炎症细胞浸润。

根据变应原吸入后哮喘发生的时间，可将变态反应分为下列三种类型：

（1）速发型哮喘反应：吸入变应原的同时发生反应，15～30 分钟达到高峰，两小时之后逐渐恢复正常。

（2）迟发型哮喘反应：6 小时左右发病，持续时间长，可达数天。临床症状重，常呈持续性哮喘表现，肺功能损害严重而持久。发病机制与变态反应和气道炎症有关。

（3）双相型哮喘反应。

◆气道炎症

气道慢性炎症是哮喘的本质。表现为多种炎症细胞尤其是肥大细胞、嗜酸性粒细胞以及 T 淋巴细胞等在气道的浸润和聚集，并分泌多种炎性介质和细胞因子。按照介质产生的先后可分为：

①快速释放性介质：组胺。

②继发产生性介质：前列腺素、白三烯以及血小板活化因子等。

肥大细胞可释放组胺、嗜酸性粒细胞趋化因子、中性粒细胞趋化因子、白三烯，其中白三烯是很强的支气管收缩剂，使黏液分泌增多，血管通透性增加。肺泡巨噬细胞释放血栓素、前列腺素、血小板活化因子。各种生长因子促进气道的增殖与重建。粘附分子介导白细胞的迁移。

◆气道高反应性

表现为气道对各种刺激因子出现过强或者过早的收缩反应，是哮喘发展的另一个重要因素。气道炎症是造成气道高反应性的重要机制之一。气道高反应性常有家族聚集倾向，受遗传因素影响，是哮喘患者共同的病理生理特征。

◆神经机制

支气管受复杂的自主神经支配：支气管平滑肌主要受肾上腺素受体（β_2：兴奋时舒张）和胆碱能受体（M_3：兴奋时收缩）的影响。哮喘同 β 肾上腺素受体低下和迷走神经张力亢进有关，并且可能有 α 肾上腺素神经的反应性增加。

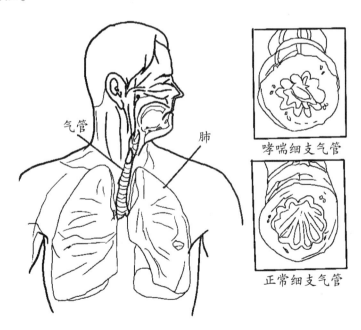

气管　肺

哮喘细支气管

正常细支气管

★ 哮喘的病因

引起哮喘的病因十分复杂。目前，更多认为其多为基因遗传性疾病，遗传度为70%～80%。除遗传因素之外，环境因素的影响也是其发病的原因之一。环境因素中主要包括某些激发因素，如：

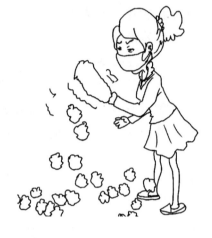

（1）吸入物。有尘螨、花粉、真菌、动物毛屑、二氧化硫、青霉素、硫酸、蛋白酶、蚕丝、动物排泄物等。

（2）感染。尤其是反复发作的呼吸道感染，如细菌、病毒等。

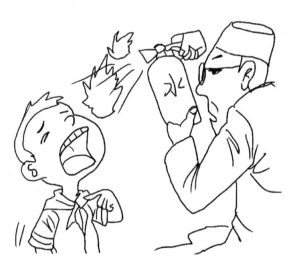

（3）食物。如鱼、虾、蟹、蛋、牛奶等，饮食过饱、食

物太咸、食物太甜等也可诱发哮喘。

（4）当气温、湿度、气压以及空气离子等有明显改变时，哮喘即可发作，特别是寒冷季节更易发病。

（5）情绪激动、紧张不安、生闷气以及怨恨不平等均可促使哮喘发作。

（6）有70%～80%的人，在剧烈运动后哮喘发作，叫做"运动性哮喘"。

（7）药物因素。引起哮喘发作的常见药物有阿司匹林、普萘洛尔、吲哚美辛（消炎痛）、复方甘草合剂、磺胺类以及抗生素等。

 阿司匹林

阿司匹林（aspirin），具有良好的解热镇痛作用，用于治头痛、感冒、发热、牙痛、关节痛以及风湿病，还能抑制血小板聚集，用于预防和治疗缺血性心脏病、心绞痛、心肺梗塞、脑血栓形成，应用于血管形成术及旁路移植术也有效，所以俗称它为"万灵药"。

普萘洛尔

普萘洛尔为β-受体阻断剂，可降低心肌收缩性、自律性、传导性以及兴奋性，减慢心率，减少心输出量及心肌耗氧量。亦可用于甲状腺机能亢进症，能够迅速控制心动过速、震颤、体温升高等。

吲哚美辛（消炎痛）

（1）解热、缓解炎性疼痛作用明显，所以可用于急、慢性风湿性关节炎、痛风性关节炎及癌性疼痛；也可以用于滑囊炎、腱鞘炎及关节囊炎等。

（2）能抗血小板聚集，故可避免血栓形成，但疗效不如乙酰水杨酸。

（3）治疗 Behcet 综合征，退热效果好；用于 Batter 综合征，疗效尤为显著。

（4）用于胆绞痛、输尿管结石导致的绞痛有效；对偏头痛也有一定疗效，也可用于月经痛。

复方甘草合剂

复方甘草合剂，又名复方甘草口服溶液。主治一般性咳嗽和上呼吸道感染性咳嗽。本品含甘草流浸膏（末梢性镇咳药）、愈创木酚甘油醚、复方樟脑酊（中枢性镇咳药）、甘油（可使药物滞留于喉部并有滋润作用，对咽喉炎起辅助治疗作用），具有镇咳和祛痰作用。

磺胺类

磺胺类药物是一种广谱抗菌药，临床上主要用于预防及治疗感染性疾病，加之其性质稳定，制造不需粮食做原料、产量大、价格低、品种多、使用简便、供应充足等优点，兽医临床和畜牧养殖业中作为饲料添加剂或者动物疾病治疗药物广泛应用。

抗生素

抗生素（antibiotics）是由微生物（包括细菌、真菌、放线菌属）或者高等动植物在生活过程中所产生的具有抗病原体或者其他活性的一类次级代谢产物，能够干扰其他生活细胞发育功能的化学物质。现临床比较常用的抗生素有转基因工程菌培养液中提取物以及用化学方法合成或者半合成的化合物。目前已知天然抗生素不下万种。

（8）月经、妊娠因素。不少女性患者，在月经前3～4天有哮喘加重现象。这些因素均可能是支气管哮喘的激发因素。

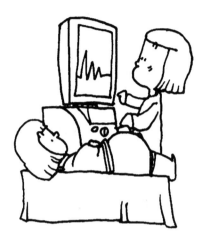

若有该病的遗传家族史，那么，在日常生活中就要尽可能多地注意上述激发因素，以避免或者延缓支气管哮喘的发生。

★哮喘的症状

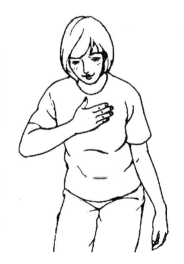

◆与哮喘相关的症状有咳嗽、喘息、呼吸困难、胸闷以及咳痰等。典型的表现是发作性伴有哮鸣音的呼气性呼吸困难。严重者可被迫采取坐位或者呈端坐呼吸，干咳或咯大量白色泡沫痰，甚至出现紫绀等。哮喘症状可在数分钟内发作，经数小时至数天，通常服用支气管扩张药后缓解或自行缓解。早期或者轻症的患者多数以发作性咳嗽和胸闷为主要表现。这些表现缺乏特征性。

◆哮喘的发病特征是：

（1）发作性：当遇到诱发因素时就会呈发作性加重。

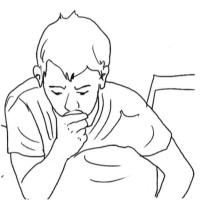

（2）时间性：常在夜间及凌晨发作或者加重。

（3）季节性：常在秋冬季节发作或者加重。

（4）可逆性：平喘药一般能够缓解症状，可有明显的缓解期。

预防治疗

★哮喘的预防

◆保持身体健康，增强抵抗力。

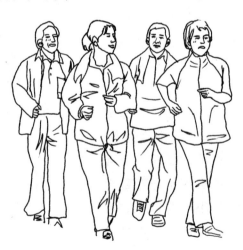

◆消除及避免过敏原，感冒及上呼吸道的感染是哮喘最常见的诱因。

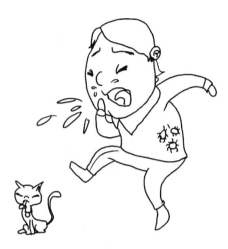

◆家里不养宠物。

◆避免情绪变化，情绪波动可诱发哮喘。

◆药物预防。

★哮喘的治疗

治疗急性哮喘的目的就是减轻支气管的收缩，缓解支气管的水肿和增加肺通气。在急性发作后，治疗的焦点在于避免或除去诱发因素，如环境中的过敏原或者刺激物。

若是由一种特殊的抗原引起的哮喘，患者可通过注射有限量的该种抗原脱敏，其目的是抑制患者自身对该抗原的免

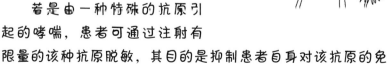

疫反应。若是感染引起的哮喘，则可利用抗生素治疗。

为了使症状缓解，成人及 5 岁以上儿童可以使用短效吸入性 β₂ 肾上腺素受体激动药，同时还可根据需要逐渐减量短期使用全身性糖皮质激素。此治疗的目的是为了控制哮喘并将药物的不良反应降到最低或没有不良反应。

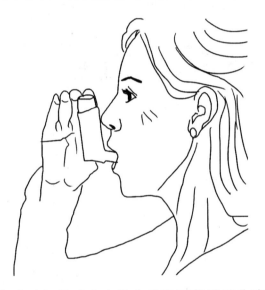

急性发作时如果对治疗没有反应可能需要住院治疗，给予吸入性 β₂ 肾上腺素受体激动药、吸入性糖皮质激素，还可在条件允许的情况下给予吸氧治疗低氧血症。若患者对治疗反应不佳，需给予全身性糖皮质激素，皮下给予肾上腺素可能有效。β₂ 肾上腺素受体激动药吸入可以每小时 1 次。开始静脉输液治疗，并且可给予氨茶碱加入静脉滴注液中。对此治疗反应不佳、呼吸道仍有阻塞以及呼吸困难加重的患者有发展为哮喘持续状态的风险，需要机械通气治疗。

吸入性糖皮质激素的局部不良反应

吸入性糖皮质激素是目前哮喘治疗中最为有效的首选药物，它的局部不良反应常会影响患者治疗的依从性，所以认识这些不良反应也具有极其重要的临床意义。

（1）发音困难。当通过压力定量吸入器吸入二丙酸倍氯米松或者布地奈德时，34%的患者出现剂量依赖性声嘶，使用丙酸氟替卡松和干粉吸入剂者发生声嘶的几率更高。有些发音困难是因为激素相关的疾病影响了声带的肌肉，停止吸入激素后可以好转。

（2）口咽念珠菌病。这种不良反应主要见于口腔卫生差或者合并其他疾病或接受其他治疗者（如糖尿病、免疫抑制或者合并口服糖皮质激素者）。吸完药后漱口可减少该不良反应。

（3）咳嗽。咳嗽是哮喘的固有症状，且同病情控制不佳有关。

（4）口周皮炎。主要是吸入性糖皮质激素对面部皮肤直接的局部作用导致的，严重患者可局部使用红霉素或者甲硝唑。

（5）舌体肥厚。见于接受雾化二丙酸倍氯米松治疗的支气管肺发育不良婴儿和接受雾化布地奈德治疗的哮喘儿童。吸入性糖皮质激素的直接作用可造成舌体肌肉肥厚和局部脂肪聚集。

哮喘持续状态的治疗包括积极的药物治疗：每隔 30～60 分钟给予 β_2 肾上腺素受体激动药吸入治疗，可能还会需要皮下给予肾上腺素、静脉滴注糖皮质激素和氨茶碱、吸氧、静脉补液治疗。在过去，哮喘治疗的目标是缓解急性发作的症状，但在现阶段，治疗目标是避免发作和将发作对活动的影响限制在最低程度。此时药物治疗是用来避免病情恶化的，包括联合应用吸入性糖皮质激素、白三烯抑制药、吸入性长效 β_2 肾上腺素受体激动药、吸入性抗炎药以及甲基黄嘌呤。急性发作的治疗还包括吸入性短效 β_2 肾上腺素受体激动药。

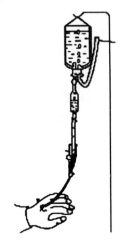

日常保养

★ 消除紧张心理

由于哮喘反复发作，久治不愈，尤其是急性发作时，因呼吸困难使病人容易紧张、烦躁、恐惧等，此时，要沉着冷静，安慰病人，并通过暗示及诱导等方法，使病人情绪稳定，缓解发作。并立即使病人置于舒适的坐位、半卧位或者用小桌子横跨于腿部，使病人伏桌休息。立即吸入雾化平喘药缓解症状。

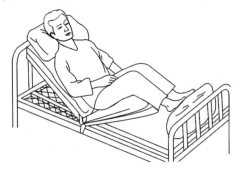

★ 调整生活环境

哮喘病人对气息、温度十分敏感，所以应保持室内空气流通、新鲜。温度保持在 18℃ ~ 22℃，湿度在 50％ ~ 70％最适宜。居室不宜布置花草，枕头不宜填塞羽毛，避免吸入花粉、烟尘、异味气体等。上呼吸道感染是诱发哮喘的主要原因，

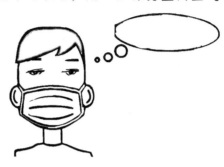

所以要及时治疗感冒，尽早诊治各种口腔疾患，以防止哮喘复发。

★ 调整饮食加强锻炼

发作期的食物营养要丰富，

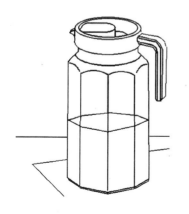

以高维生素的流质或者半流质饮食为主，防止暴饮暴食和摄入易诱发哮喘的食物，如牛奶、鱼虾以及胡椒等。多痰患者宜多饮水、少食油腻食物，保持大便通畅。缓解期避免劳累，确保足够的睡眠，鼓励参加体操、太极拳及各种文娱活动以增强体质。

★掌握吸入技术

哮喘易反复发作，一旦发作就痛苦万分，需立即喷雾吸入药物缓解症状。这种吸入法可使高浓度药物直接吸入气道，作用迅速，全身副作用少。应将正确的吸入技术掌握好。

★自行监测病情

自行监测病情变化，熟悉哮喘发作的先兆表现（如鼻咽发痒、喷嚏、流清涕以及咳嗽等）及相应处理办法，并且对自身病情进行初步评定。

十一　肺不张

肺不张是一束肺泡（小叶）或者肺段扩张不全，导致部分或全部肺萎陷。这种情况影响肺部某个区域的气体交换。这使得非氧合的血液在流经这些区域之后未经气体交换从而引起缺氧。

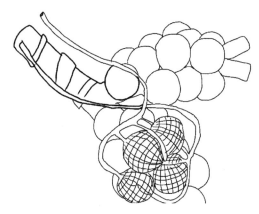

肺不张可分为慢性与急性。此病不同程度的发生于上腹部或者胸部手术的患者。预后依赖于呼吸道阻塞的迅速解除、缺氧的缓解和萎陷的肺再膨胀。

认识疾病

★肺不张的发病机制

支气管突发阻塞之后，周围肺泡内气体经肺泡毛细血管血液循环吸收，在数小时内形成肺无气状态及肺组织收缩。

在无感染情况下，肺脏可完全收缩及萎陷。早期阶段，血液灌流经过无气的肺组织，结果导致动脉低氧血症。毛细血管和组织缺氧造成液体渗漏和肺水肿；肺泡腔内充满分泌物和细胞，而使不张的肺不能完全萎陷。虽然未受损害的周围肺组织膨胀可部分代偿肺容积的缩小，但是在大面积肺不张时，还有横膈抬高，胸壁扁平，心脏及纵隔移向患侧。

多种刺激可影响呼吸中枢和大脑皮层而产生气急。当大面积肺不张致使 PaO_2 明显降低时，这种刺激则来自于化学感受器；当肺内气体减少，肺顺应性降低（僵硬），呼吸功增加时，刺激则来自肺和呼吸肌感受器。在肺不张发生的最初 24 小时或者以后，PaO_2 可有所改善，可能由于不张部位血流减少。由于其余正常肺实质换气增加，所以 $PaCO_2$ 往往正常或者有所降低。

PaO_2

PaO_2 是血氧分压的表示方法，血氧分压（partial pressure of oxygen）指的是以物理状态溶解在血浆内的氧分子所产生的张力，故又叫做血氧张力（oxygen tension）。氧分压是表示溶解在血中的氧分子所产生的压力，因氧分压和细胞利用氧的情况有关。

若支气管阻塞得以缓解，气体重新进入病变部位，并发的感染消散，肺组织最终可恢复正常。恢复时间则决定于感染程度。若阻塞持续且存在感染，则局部无气和无血流可导致纤维化和支气管扩张。

即使没有气道阻塞，但是肺泡表面张力改变，肺泡容积缩小，以及气道－胸腔压力关系的改变，均可造成局部换气不足和小范围片状肺不张或弥漫性微小肺不张，造成轻至重度气体交换障碍。加速性肺不张发生于军事飞行员，由于当高加速压力时使下垂气道持续关闭，肺泡内存留的气体被吸收而发生肺不张。

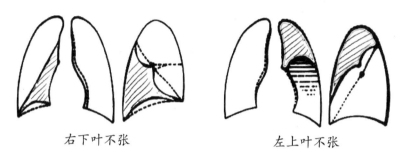

右下叶不张　　　　　　　左上叶不张

★肺不张的病因

成人急性或者慢性肺不张的主要原因是支气管腔内阻塞，常见原因是黏稠支气管分泌液形成黏液栓、肿瘤、肉芽肿或者异物。肺不张亦可因为支气管狭窄或扭曲或由于肿大的淋巴结、肿瘤或者血管瘤等外源性压迫支气管或液体和气体（如胸腔积液及气胸）等外源性压迫肺组织而引起。

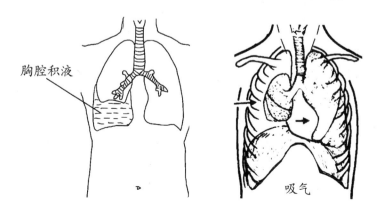

胸腔积液

吸气

★ 肺不张的症状

短期内形成的阻塞伴大面积的肺脏萎陷，尤其是合并感染时，患侧可有明显的疼痛、突发呼吸困难、发绀，甚至出现血压下降、心动过速、发热，偶可造成休克。缓慢形成的肺不张可以没有症状或者只有轻微的症状。中叶综合征多无症状，但是常有剧烈的刺激性干咳。

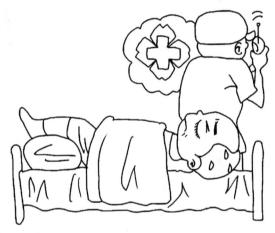

一些临床状况可提示支气管阻塞及肺不张的可能性。某些哮喘患儿如果持续发作喘息，可发生肺不张，此时若有发热，则提示诊断。变应性曲霉菌病伴黏液嵌塞主要见于哮喘患者。外科手术之后 48 小时出现发热和心动过速（手术后肺炎）常由肺不张所引起。

心脏手术后最易发生左下叶不张。胸壁疾病患者不能进行有效的咳嗽，为肺不张的易患因素，这种患者如果出现呼吸系统症状，应考虑肺不张的可能性。单根或者多根肋骨骨折均可发生肺不张，尤其是存在有慢性支气管炎时。

儿童出现呼吸系统症状时均应想到异物吸入的可能，尤其是病史中有说话呛咳、窒息或咳嗽。

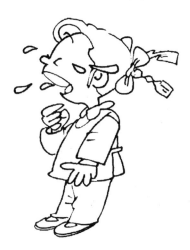

　　继发于支气管肺癌的肺不张主要见于有吸烟史的中年或者老年男性，常有慢性咳嗽史。这类情况常伴发感染，患者常有寒战、发热、胸痛及咳脓痰，反复少量咯血较具特征性。肿瘤向胸腔外转移时可出现明显的症状。支气管腺瘤女性多于男性，发病年龄比支气管肺癌小。呼吸道症状均无特异性，但是多有咯血。偶尔患者可表现为类癌综合征，提示有肿瘤的广泛转移。

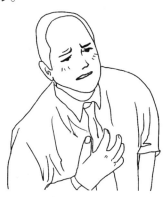

预防治疗

★肺不张的预防

急性大范围肺不张是可以预防的。由于原有的慢性支气管炎，大量吸烟增加术后肺不张的危险性，所以应鼓励术前停止吸烟，并采取增强支气管清除措施。避免使用长效麻醉剂，术后也应少用止痛剂，因为此类药物抑制咳嗽反射。

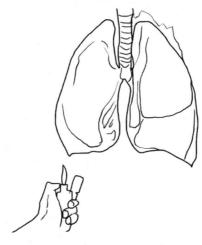

麻醉结束时宜向肺部充入空气和氧的混合气体，由于氮气的缓慢吸收可提高肺泡的稳定性。鼓励病人每小时翻身一次，并且鼓励咳嗽和做深呼吸运动；早期活动甚为重要。采取综合措施最为有效，包括鼓励咳嗽和深呼吸，吸入气雾支气管舒张剂，雾化吸入水或者生理盐水使分泌物液化并易于排除，在必要时作支气管吸引。粘液溶解剂在预防及治疗肺不张中的价值还未肯定。

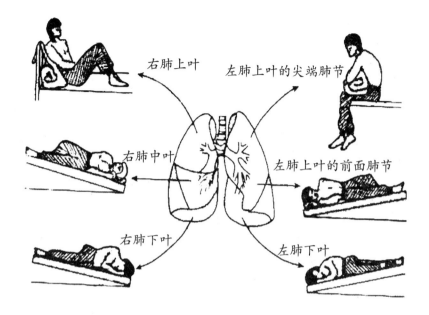

右肺上叶

左肺上叶的尖端肺节

右肺中叶

左肺上叶的前面肺节

右肺下叶

左肺下叶

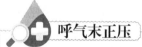　**呼气末正压**

　　在机械通气的不同时期，应选用不同的通气方式，比如相当于手控呼吸囊辅助通气的控制或者称辅助间歇正压通气（IPPV）、呼气末正压通气（PEEP）、同步间歇强制通气（SIMV）、压力支持通气（PSV）。呼气末正压可增加功能残气量，而使肺泡在呼气末不易陷闭，提高肺泡—动脉血氧分压差，促进肺间质及肺泡水肿的消退，从而将肺的顺应性和肺泡通气改善。

　　由于使用大剂量镇静剂，胸廓畸形，神经肌肉衰弱或者麻痹或中枢神经病变引起换气不足、呼吸变浅的病人，以及长期使用机械通气治疗者十分容易并发肺不张。

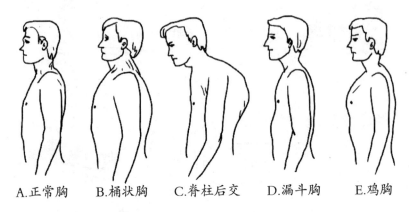

A.正常胸   B.桶状胸   C.脊柱后交   D.漏斗胸   E.鸡胸

★ 肺不张的治疗

体位引流、胸部叩拍、频繁咳嗽和深呼吸训练、步行，以及每小时使用刺激式肺活量计可改变肺不张患者的氧合程度。若上述方法无效，可使用支气管镜帮助清除分泌物。湿化及支气管扩张药可以促进黏膜纤毛清除和使呼吸道扩张。黏液溶解剂也有一定作用。此外，还可给予间歇式正压呼吸治疗。

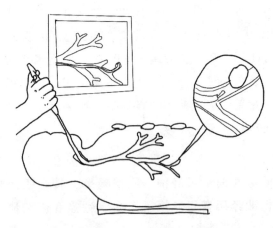

若患者的肺不张继发于肿瘤阻塞，需要行手术或者放射

治疗。为降低胸腹手术后肺不张的风险，需要给予镇痛药利于患者深呼吸。

日常保养

★肺不张的饮食原则

◆宜多吃提高免疫力的食物，如蘑菇、草菇、猴头菇、黑木耳、银耳、车养、百合等。

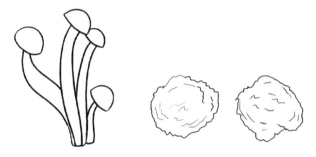

◆应以培补肺肾、益气定喘以及补肾纳气为原则，宜常吃具有补肺气、固肾气、益精气作用的食品。

◆宜常食海松子、红枣、栗子、桃子、花生、银耳、蜂乳、党参、太子参、牛肉、牛奶、燕窝、芝麻、猪肺等。

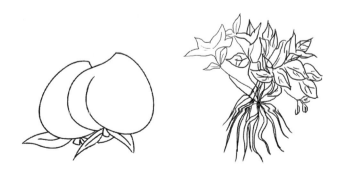

◆忌烟酒。

◆忌吃辛散耗气之物以及性寒大凉之品，如金桔、石榴、柿子、薄荷、胡椒、槟榔等。

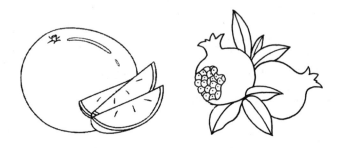

★日常工作生活中注意事项

日常工作生活中需要注意休息、劳逸结合，生活有序，保持乐观、积极向上的生活态度对预防疾病有很大的帮助。做到茶饭有规律，不过度劳累，生存起居有常，心境开朗，养成良好的生活习惯。合理膳食：可多摄入一些高纤维素以及新鲜的蔬菜与水果。营养均衡，包括蛋白质、糖、脂肪、维生素、微量元素以及膳食纤维等必需的营养素，荤素搭配，食物品种多元化，充分发挥食物间营养物质的互补作用，对预防肺不张十分有帮助。

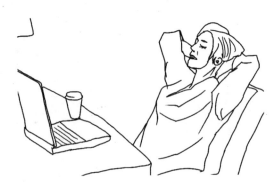

十二 特发性肺纤维化

特发性肺纤维化（IPF）为一种原因不明、以弥漫性肺泡炎和肺泡结构紊乱最终造成肺间质纤维化为特征的疾病。根据病程有急性、亚急性和慢性之分，本病多为散发，估计发病率3～5/10万，占所有间质性肺病的65%左右。可见于各年龄组，而做出诊断常在50～70岁，男女比例1.5～2：1。预后不良，早期病例即使对激素治疗有反应，生存期通常也仅有5年。

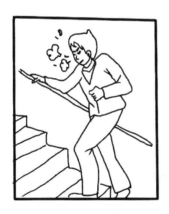
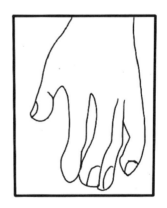

认识疾病

★特发性肺纤维化的发病机制

IPF病因不明，发病机制亦未完全阐明，但是已有足够证据表明与免疫炎症损伤有关。不同标本所显示的免疫炎症反应特征不尽一致，周围血所反映出的是免疫异常较为突出，而支气管肺泡灌洗液显示炎症反应为主，而肺局部组织的异常又有所不同。所以在评估各种研究资料时需要考虑这种差异。

◆某种未知抗原激活 B 细胞，产生 Ig 并且形成免疫复合物，进而刺激与活化肺泡巨噬细胞。这一免疫反应在肺局部，若肺泡壁 B 淋巴细胞也产生抗体，则肺泡壁的某些成分可能会被错误地识别为异物。所以有人认为 IPF 可视为自身免疫性疾病。但是 IPF 患者 T 细胞的变化及其作用不明确，仅 B 细胞参与不足以证明其是自身免疫性疾病。

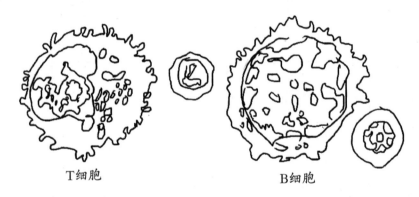

T细胞

B细胞

◆活化的肺泡巨噬细胞释放多种介质，除蛋白水解酶、胶原酶、反应性氧代谢产物以及某些细胞因子直接损伤肺细胞、细胞外基质以及基底膜等结构外，尚有与纤维化形成密切相关的介质包括纤维连接蛋白（FN）、肺泡巨噬细胞原性生长因子（AMDGF）、血小板衍生生长因子（PDGF）以及胰岛素样生长因子（IGF）等，它们能够吸附成纤维细胞，并且刺激其增殖，以及介导胶原基质收缩。

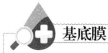 基底膜

　　基底膜为上皮细胞下面特化的细胞外基质，由Ⅳ型胶原、层粘连蛋白及硫酸乙酰肝素蛋白聚糖等构成的网状结构。对上皮细胞及内皮细胞等的生命活动具有重要影响。

　　基底膜位于表皮与真皮交界处，是一层厚0.5～1微米薄膜，由表皮细胞和真皮结缔组织细胞分泌形成。它使表皮与真皮紧密连接起来，并具有渗透与屏障作用，当基底膜损伤时，炎症细胞、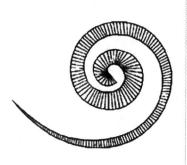肿瘤细胞和一些大分子可借助此层进入表皮。当表皮细胞收到损伤时或者收到刺激时，基底膜就会发出信息，让真皮细胞去修补。而在肿瘤中，如上皮内瘤变未突破基底膜。此处基底膜不局限于表皮和真皮之间，指上皮细胞和深层结缔组织之间。

　　◆在肺泡巨噬细胞释放的IL-8、TNF等介导下中性粒细胞向着肺泡趋化、聚集和活化，形成以中性粒细胞比率增高（20%）为特征的肺泡炎，而中性粒细胞炎症反应又释放一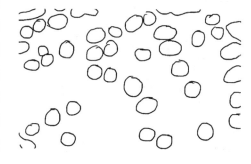

系列介质，引起或者加重肺损伤与纤维化。

◆成纤维细胞增生和产生胶原是本病的重要环节和结局。正常人成纤维细胞生长存在精确的调控，如前列腺素E2及成纤维细胞移动抑制因子等均属于负调节因子。另在IPF发现一种编码PDGF的C-sis基因，与转移性病毒癌基因V-sis十分相似。

★ 特发性肺纤维化的病因

IPF的病因不明。病毒、真菌、环境污染以及毒性物质均可影响。尚未发现IPF有明确的遗传基础或者倾向，遗传性或家族性IPF相当少见。家族性IPF的临床表现与非家族性IPF的临床表现相似。尽管遗传传递模式尚未阐明，但是由变异的外显率可以相信IPF为常染色体显性遗传，位于第14号染色体上的特殊基因可能同IPF的高危有关，位于第6号染色体上的人白细胞抗原（HLA）同IPF无关。

IPF的发病可能是炎症、组织损伤以及修复持续叠加的结果。致病因素作用于肺内常驻免疫细胞，产生炎症或者免疫反应，它们也可直接损伤上皮细胞或内皮细胞。

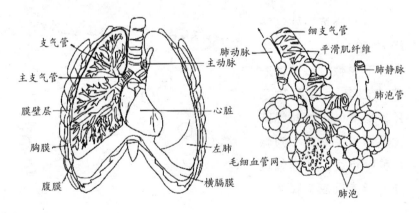

肺实质内特异性免疫反应的产生对影响肺组织的炎症细胞的集聚是十分重要的。选择性黏附分子、黏附分子结合素以及免疫球蛋白在炎症细胞和内皮细胞的相互作用中都起重要作用。许多细胞的牢固黏附有赖于细胞间的黏附分子 -1（ICAM-1）与白细胞作用抗原 -1（LFA-1）。TNF-α 在内皮细胞表面诱导 ICAM-1 表达。血管外的白细胞包括 LFA-1 与血小板内皮细胞黏附分子是在白细胞与内皮细胞的连接处表达的。尿激酶型的纤溶酶激活物（尿激酶 u-PA）可能是炎症细胞由血管到肺泡腔运动过程中不同组织的蛋白水解酶的降解产物。IPF 的炎症细胞直接迁移依赖多种化学物质。

花生四烯酸代谢在 IPF 的纤维化反应中也起十分重要的作用。白介素对成纤维细胞和其他间质细胞产生直接的影响，刺激成纤维细胞释放趋化因子、促进细胞增殖以及胶原合成。肺泡修复的一个十分重要的特征是肺泡基底膜的上皮重新形成。为完成这一过程，Ⅱ型肺泡上皮细胞增生、最终基底膜表面修复以及局部渗出液机化。这一过程无疑是在角化细胞生长因子与肝细胞生长因子的影响下发生的，这两种因子调节上皮细胞的增生和移行。

在 IPF 的形成过程中，上皮细胞缺失，肺泡塌陷，当累及大量肺泡时便会形成团块状的瘢痕。

★ 特发性肺纤维化的症状

约 15% 的 IPF 病例呈急性经过，常由于上呼吸道感染就诊而发现，进行性呼吸困难加重，多于 6 个月内死于呼吸循环衰竭。绝大多数 IPF 为慢性型（可能尚有介于中间的亚急性型），虽称慢性，平均生存时间也只有 3.2 年。慢性型似乎并非急性型演变而来，确切关系尚不了解。

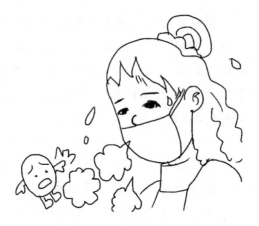

主要症状有：

◆呼吸困难

劳力性呼吸困难并进行性加重，呼吸浅速，可有鼻翼扇动及辅助肌参与呼吸，但大多没有端坐呼吸。

◆咳嗽、咳痰

早期没有咳嗽，以后可有干咳或少量黏液痰。易有继发感染，出现黏液脓性痰或者脓痰，偶见血痰。

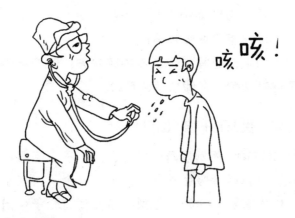

◆全身症状

可有消瘦、乏力、食欲不振以及关节酸痛等，一般比较少见。急性型可有发热。

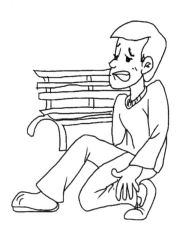

预防治疗

★特发性肺纤维化的预防

◆因为本病的病程缓慢，所以医务人员应认真检查，明确诊断。

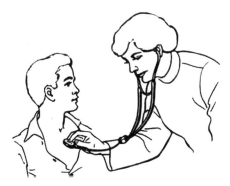

◆要鼓励患者树立战胜疾病的信心，并且积极配合治疗。

◆加强体育锻炼，增强抗病能力，冬季应注意保暖。

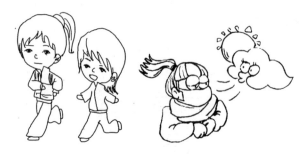

◆注意调剂饮食，增加营养；另外，吸烟者必须戒烟。

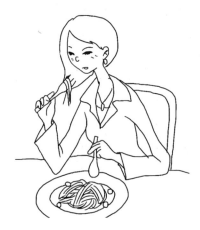

◆应鼓励病人参加肺康复锻炼项目，比如每天散步、踩固定脚踏车等，虽不能增加肺活量，但可以改变活动耐受性，减轻呼吸困难症状，改善生活质量。

★ 特发性肺纤维化的治疗

◆尽管治疗不能改变该疾病的病理学改变，氧疗在疾病进程的早期阶段可预防呼吸困难和组织缺氧相关的问题。在疾病初期，患者在静息状态时可能只需少量或者不需要额外供氧，但是随着疾病进展和运动时，会需要更多的氧气。

◆目前尚无有效的治疗方法。大剂量糖皮质激素和细胞毒性药物可被用于抑制炎症反应，但常常无效。最近，干扰素－γ–1B 显示对该病治疗有一定希望。

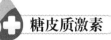

糖皮质激素

糖皮质激素（Glucocorticoid），又称为"肾上腺皮质激素"，是由肾上腺皮质分泌的一类甾体激素，也可由化学方法人工合成。因为可用于一般的抗生素或消炎药所不及的病症，如 SARS、败血症等，具有调节糖、脂肪以及蛋白质的生物合成和代谢的作用，还具有抗炎作用，称其为"糖皮质激素"是因为其调节糖类代谢的活性最早为人们所认识。糖皮质激素的基本结构特征主要包括肾上腺皮质激素所具有的 C3 的羧基、Δ4 和 17β 酮醇侧链以及糖皮质激素独有的 17α-OH 和 11β-OH。目前糖皮质激素这个概念不仅包括具有以上特征和活性的内源性物质，还包括很多经过结构优化的具有类似结构及活性的人工合成药物，目前糖皮质激素类药物为临床应用较多的一类药物。

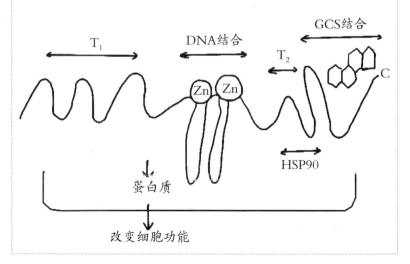

细胞毒性药物

一类可有效杀伤免疫细胞并抑制其增殖的药物。可以用于抗恶性肿瘤（如环磷酰胺等），也用作免疫抑制剂。

◆肺移植对于年轻的或者全身状况较好者可能有效。

日常保养

★拒绝吸烟

虽还没有明确证据表明吸烟和肺纤维化之间有直接关系，但是长期吸烟导致肺功能的下降，诱发多种肺部疾病的发生，可能导致特发性肺纤维化。

★积极开展体育活动

加强体育锻炼，提高抗病能力，如做深呼吸、散步以及练太极拳等。

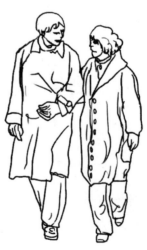

★ 远离外源性过敏原

比如鸟类、动物（宠物或实验饲养者）、木材加工、蔗糖加工、蘑菇养殖、发霉稻草暴露以及春季花粉、农业杀虫剂等。

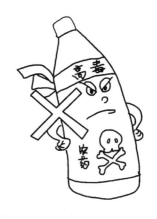

★ 饮食要注意

要多供给优质蛋白多食蔬菜水果，补充维生素。忌辛辣、煎炸以及过咸等刺激性食物。忌烟酒。对某些已知会造成过敏、诱发哮喘的食物，应避免食用。

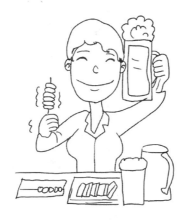

★ 其他

要保证足够的休息时间，并注意保暖，避免受寒，预防各种感染。注意气候变化，尤其是冬春季节，气温变化剧烈，及时增减衣物，防止受寒后加重病情。

虽然目前特发性肺纤维化的发病原因还不是很明确，但生活环境无疑是一重要原因。家居环境房间要安静，空气要清新、湿润、流通，避免烟雾、香水以及空气清新剂等带有浓烈气味的刺激因素，也要避免吸入过冷、过湿、过干的空气。

特发性肺纤维化患者的居室要经常打扫，打扫时要避免干扫，以免尘土飞扬。房间里不宜铺设地毯及地板膜，也不要放置花草。被褥、枕头不宜用羽毛或陈旧棉絮等易造成过敏的物品填充，而且要经常晒，勤换洗。

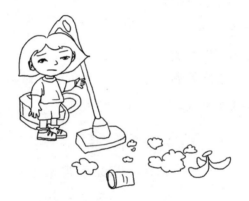

不要忽视喘咳和感冒，气喘为特发性肺纤维化患者最主要的症状之一，这主要由缺氧引起。患者容易咳嗽，一般为干咳，早期无痰。这样的情况易被人认为是运动后的体力不支而被忽视。若出现进行性的呼吸困难，喘憋加重，则应及时就诊。

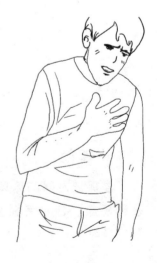

十三 结节病

结节病是一种多系统肉芽肿性疾病，以淋巴结肿大，肺部浸润，骨骼、肝脏、眼以及皮肤损害为特征。

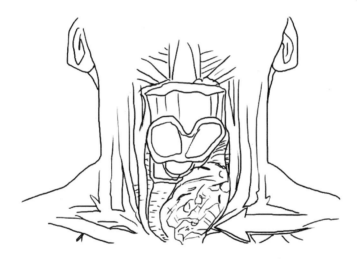

结节病最常见于 20 ～ 40 岁的年轻人。急性结节病在 2 年内自行缓解，而慢性进行性结节病较少见，常伴有肺维化和进行性肺功能不全。

结节病的原因不明，但是存在一些可能原因。该病可因为 T 细胞紊乱导致的对诸如非典型分枝杆菌、真菌和花粉的超敏反应。在家族中，结节病的发病率轻微升高，提示存在遗传因素，化学物质也可能诱发该病（锆或铍导致类似于结节病的疾病）。

认识疾病

★结节病的发病机制

结节病是致病因素同机体细胞免疫和体液免疫功能相互抗衡的结果，受个体差异（年龄、性别以及种族等）、遗传因素、激素、人类白细胞抗原（HLA）以及机体免疫反应调节的影响，并视其产生的促炎因子与拮抗因子之间的失衡状态决定肉芽肿的发展和消退，从而表现出结节病的不同病理过程及自然缓解的趋势。

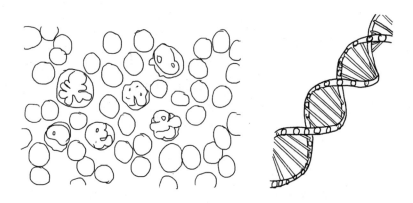

★结节病的病因

目前病因不明。过去认为本病是结核病之一，但是证据不足。还有提出其他不典型分枝杆菌是病因，其他如病毒感染和遗传因素的影响，但均未能得到证实。

近年来认为本病和免疫反应有关。尤其是 T 细胞介导的免疫反应起着重要的作用。在某些致病抗原的刺激下，激活了病变部位的 T 细胞及巨噬细胞。被激活的 T 细胞释放大量的单核细胞趋化因子及巨噬细胞游走抑制因子，使单核细胞发生聚集；激活的巨噬细胞释放白细胞介素 -1，导致 T 细胞分裂增生，所以早期病变以 T 细胞单核细胞、巨噬细胞浸润为主要细胞。随着疾病的发展，上皮样细胞大量产生，形成典型的结节性肉芽肿。

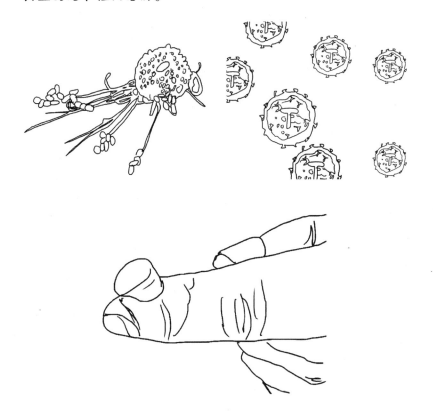

★结节病的症状

◆结节病是全身性疾病，除心脏外，其他脏器尤其是肺、淋巴结以及皮肤等均可受累。

◆可有发热、不适、厌食、体重减轻、哮鸣、干咳、呼吸困难、斑点或丘疹样皮疹以及关节痛等。

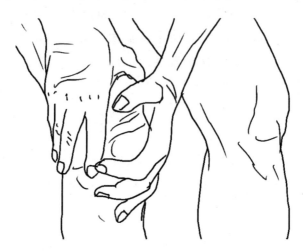

◆眼部多表现为葡萄膜炎症，累及结膜、视网膜、泪腺者可导致视力障碍。

 葡萄膜炎症

眼睛为结构最精密复杂的人体器官之一，由眼球和附属器组成。顾名思义，眼球是一个球形的物体，人们平常肉眼能看到的是前面一段，如黑眼球和眼白等结构，而后面看不到的那一部分就是眼底。眼球前部有角膜、虹膜、睫状体以及晶状体等，其后面有玻璃体、视网膜、脉络膜以及血管、视神经等组织。眼球壁从外向内可以分为三层结构：外层是角膜和巩膜（眼白），内层为视网膜，位于内外层之间的中层与照相机的暗盒类似，自前向后依次由虹膜、睫状体以及脉络膜三部分组成，因其含有丰富的血管和色素，所以称作"色素膜"、"葡萄膜"、"血管膜"。

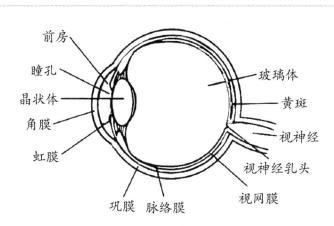

前房
瞳孔
晶状体
角膜
虹膜
玻璃体
黄斑
视神经
视神经乳头
视网膜
巩膜 脉络膜

葡萄膜炎为一类由多种原因引起的葡萄膜的炎症，不同年龄发病，常累及双眼；常反复发作，并且可产生一些严重的并发症和后遗症，属于眼科临床常见病、多发病和疑难病，也是常见的致盲眼病之一。

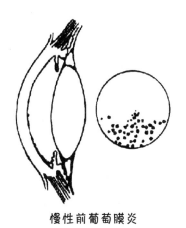

慢性前葡萄膜炎

◆当结节病患者有气管旁淋巴结肿大并且伴某些急性周围性关节炎、葡萄膜炎和结节性红斑病变时称急性结节病或者 Laeffgren 综合征；而有前葡萄膜炎伴腮腺炎和面神经麻瘝者则被叫做 Heerfordt 综合征。

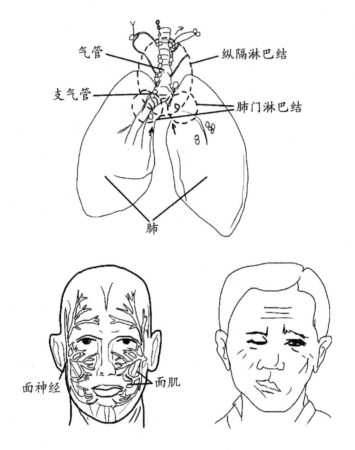

预防治疗

★结节病的预防

◆结节病的预后预防

　　与结节病（sarcoidosis）的病情有关。急性起病者，经治疗或者自行缓解，预后较好；而慢性进行性，侵犯多个器官，造成功能损害，肺广泛纤维化，或者急性感染等则预后较差。死亡原因常为肺源性心脏病或者心肌、脑受侵犯所致。

肺源性心脏病

肺源性心脏病简称为肺心病，可分为急、慢性两类，急性者比较少见，主要是由于急性肺动脉栓塞，使肺循环阻力急剧增加，而造成右心室急性扩大及衰竭。慢性者较为常见，主要是由于慢性肺、胸部疾病或肺血管病变造成的肺循环阻力增加，使右心室负荷加重，右心室肥大，最后致使右心衰竭的一种心脏病。其常见的病因主要有慢性支气管炎、支气管哮喘并发慢性阻塞性肺气肿，占80%～90%，其次是支气管扩张、硅肺、肺结核、慢性肺间质纤维化、胸廓畸形以及胸膜肥厚等。本症病程发展缓慢，症状和体征逐步出现，早期呼吸及循环功能尚可以代偿，但到晚期则出现心力衰竭与呼吸衰竭。

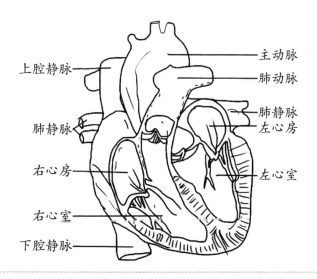

◆预防常识

患者首先要增强治疗信心与耐心，本病大多数可通过治疗或者自然缓解，但其恢复过程常需数年。要注意保护眼睛、皮肤、关节，以避免该部位损害加重；预防呼吸道感

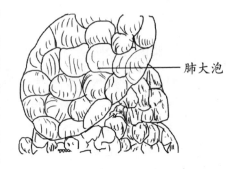

肺大泡

染，可减轻肺部的损害。并发症：肺内病变严重者可出现肺大泡，气胸及支气管扩张，可发展成纤维化，导致肺功能不全和心力衰竭。眼部病变可造成严重的视力障碍。可并发尿崩症，出现阿迪森（Addison）综合征，偶见蛋白尿、脓尿以及血尿，高钙血症，肾功能衰竭等。

★结节病的治疗

结节病最常见于 20 ~ 40 岁的年轻人。急性结节病于 2 年内自行缓解，慢性进行性结节病比较少见，常伴有肺纤维化和进行性肺功能不全。

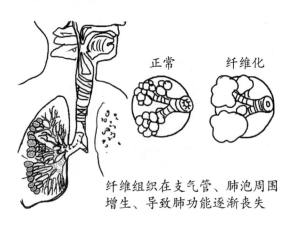

正常　　纤维化

纤维组织在支气管、肺泡周围增生、导致肺功能逐渐丧失

　　无症状的结节病不需治疗。但是造成高钙血症，皮肤损害，眼睛、呼吸系统、中枢神经系统、心血管系统或者全身症状（如发热和体重减低）的结节病需要全身或者局部使用糖皮质激素治疗。治疗常持续1～2年，但是一些患者需要终身治疗。有高钙血症的患者需低钙饮食和避免阳光直晒。

　　若患者对结核菌素试验有强烈反应，则需使用异烟肼治疗。

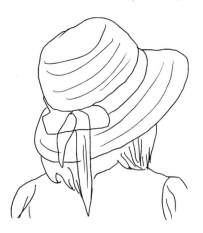

异烟肼

　　异烟肼为抗结核杆菌药，用于肺结核，皮肤结核等。该品为无色结晶，或者白色至类白色的结晶性粉末；无臭，味微甜后苦；遇光渐变质。此品在水中易溶，在乙醇中微溶，在乙醚中极微溶解。此品的熔点是170℃～173℃。异烟肼发明于1952年，它的发明使结核病的治疗起到了根本性的变化。而在后续几十年的使用历史中，虽然有病人所感染的结核菌已产生了耐药性，但是绝大多数医生仍认为它是治疗结核病的一个不可缺少的主药。

日常保养

◆饮食中要含有较多的热量，因为甲状腺功能亢进，会导致身体新陈代谢速度加快，身体的热量消耗也会变快，所以每一天都要增加足够的热量来达到身体的需求。

◆增加蛋白质的食用量，多吃富含蛋白质比较多的食物，比如肉，蛋，奶等。

◆补充维生素，由于热量提高，身体消耗过快，身体对维生素的需求也会增加，我们应该注意补充，特别是 B 族维生素。

◆多吃木耳、香菇、蘑菇、薏米、红枣、核桃等食物，多吃新鲜水果。

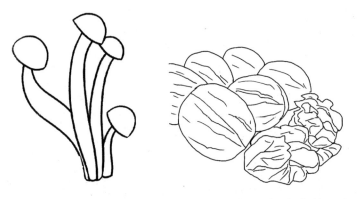

◆甲状腺结节病患者应该多吃碘含量高的食物，如水母、海参、扇贝、紫菜、海带、龙虾等。

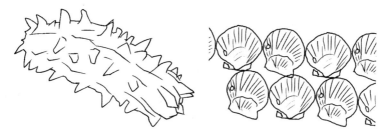

◆芥末、荸荠以及奇异果等可消除淋巴肿胀。

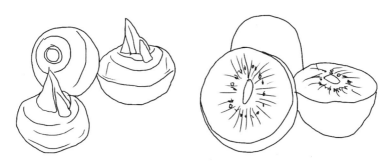

◆克服悲观、焦虑、紧张以及恐惧的心理，树立战胜疾病的信心，与医生配合，积极进行治疗。

◆保持良好的居住环境，注意防寒保暖，注意休息，防止劳累。可根据自己的病情选择气功、太极拳以及八段锦等锻炼方法进行康复锻炼。

◆戒除烟酒，饮食以清淡易消化、富于营养为原则，少吃辛辣及肥腻等刺激性食物，可适当多食香菇、薏苡仁、海带以及百合等增强免疫力的食物，并可用药膳进行调理。

◆保持乐观情绪，避免精神创伤

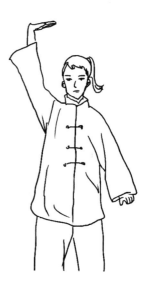

及抑郁，积极参加体育锻炼，增强机体抗病能力。

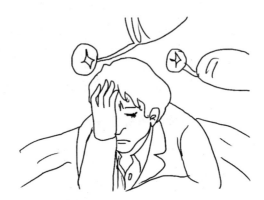

◆积极预防呼吸道感染的发生，如预防感冒，特别是防止支原体和病毒的相互感染。

◆避免使用一些不必要的药物，以防化学因子的毒害。

◆X线检查一旦发现肺门呈双侧淋巴结肿大，无论是否有临床症状，应尽早查明原因，积极治疗，控制其发展。

十四　硅沉着病（矽肺）

硅沉着病是因为长期吸入大量游离二氧化硅粉尘所引起，以肺部广泛的结节性纤维化为主的疾病。硅沉着病为尘肺中最常见、进展最快、危害最严重的一种类型。双侧肺部结节性病变为特征的慢性肺纤维化性疾病。虽然它一般以一种单一疾病的形式发生，且可以不发生任何症状，但是硅沉着病的分类是根据肺部疾病的严重程度、起病和进展的速度来划分的。

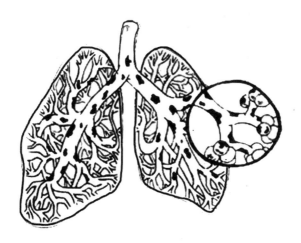

认识疾病

★硅沉着病（矽肺）的发病机制

二氧化硅尘粒（矽尘）吸入肺泡之后被肺巨噬细胞吞

噬（尘细胞），含有矽尘的吞噬小体与溶酶体合并成为次级溶酶体。二氧化硅对巨噬细胞有明显毒性作用，石英表面的羟基和溶酶体膜的磷脂或者蛋白形成氢键，造成吞噬细胞溶酶体崩解，最后细胞膜本身也被破坏，矽尘释出，后又被其他巨噬细胞吞噬，如此反复进行。受损或者已破坏的巨噬细胞释放"致纤维化因子"，并激活成纤维细胞，造成胶原纤维增生。巨噬细胞崩解时释放抗原（二氧化硅），刺激免疫活性细胞，产生抗体，抗原抗体反应产生复合物及补体一起形成玻璃样物质沉积在胶原纤维上，使新形成的结缔组织呈透明样外观。在矽结节的发展过程中，其周围有比较多的浆细胞。

★ 硅沉着病（矽肺）的病因

◆ 空气中粉尘浓度

在粉尘环境中游离 SiO_2 含量越高，粉尘浓度越大，则所导致的危害越大。粉尘浓度以 mg/m^3 表示，当粉尘中游离 SiO_2 含量较大，并且浓度很高（数十甚至数数百 mg/m^3），长期吸入之后，肺组织中形成矽结节。

◆ 接触时间

矽肺的发展是一个慢性过程，通常在持续吸入矽尘 5～10 年发病，有的长达 5～20 年以上。但持续吸入高浓度、高游离二氧化硅含量的粉尘，经 1～2 年就可发病，叫做"速发型矽肺"。

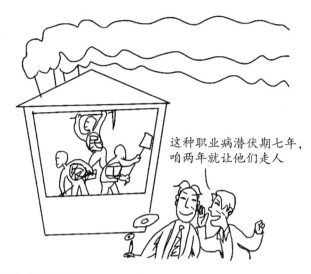

这种职业病潜伏期七年，咱两年就让他们走人

◆粉尘分散度

所谓分散度是表示粉尘颗粒大小的一个量度，以粉尘中各种颗粒直径大小的组成百分比来表示。小颗粒粉尘所占的比例愈大，则分散度愈大。分散度大小同尘粒在空气中的浮动和其在呼吸道中的阻留部位有密切关系。直径超过10微米粉尘粒子在空气中很快沉降，即使吸入也被鼻腔鼻毛阻留，随鼻涕排出；10微米以下的粉尘，绝大部分被上呼吸道阻留；5微米以下

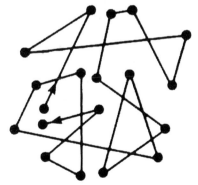

的粉尘，可进入肺泡；0.5微米以下的粉尘，由于其重力小，不易沉降，随呼气排出，所以阻留率下降；而＜0.1微米以下的粉尘由于布朗氏运动，阻留率反而增高。

◆机体状态

人体呼吸道有一系列的防御装置，吸入的粉尘，首先通过鼻腔时，由于鼻毛的滤尘作用和鼻中隔弯曲而阻留，通常为吸入粉尘量的30%～50%；进入气管、支气管的粉尘，极大部分可由支气管树的分叉、黏膜上皮纤毛运动而阻留并且随痰排出；部分尘粒被巨噬细胞或肺泡间质巨噬细胞吞噬成为尘细胞，尘细胞或者未被吞噬的游离尘粒可沿着淋巴管进入肺门淋巴结。

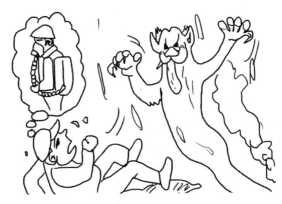

凡有慢性呼吸道炎症者，则呼吸道的清除功能较差，呼吸系统感染特别是肺结核，能促使矽肺病程迅速进展和加剧。此外，个体因素如年龄、健康素质、个人卫生习惯以及营养状况等也是影响矽肺发病的重要条件。

★硅沉着病（矽肺）的症状

临床表现有3种形式：慢性矽肺、急性矽肺以及介于两者之间的加速性矽肺，这两种临床表现形式和接触粉尘浓度、矽肺含量与接尘年限有显著关系，临床以慢性矽肺最为常见。通常早期可无症状或症状不明显，随着病情的进展可

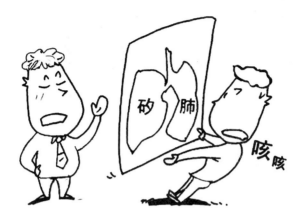

出现多种症状。症状无特异性，而且症状轻重往往与矽肺病变并不一致。气促经常较早出现，并且呈进行性加重。早期常感胸闷、胸痛，胸痛较轻微，为胀痛、隐痛或刺痛，疼痛与呼吸、体位及劳动无关。胸闷和气促的程度与病变的范围及性质有关。早期因为吸入矽尘可出现刺激性咳嗽，并发感染或吸烟者可有咳痰。少数患者有血痰。合并肺结核、肺癌或支气管扩张时可反复或者大量咯血。患者尚可有头昏、乏力、失眠、心悸以及胃纳不佳等症状。

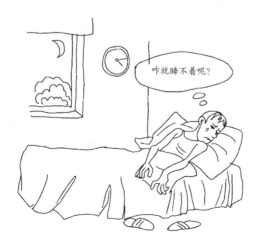

早期煤矽肺可没有异常体征。随着病情进展及并发症的出现而产生相应的体征。Ⅲ期矽肺因为大块纤维化使肺组织收缩，导致支气管移位和叩诊浊音。如果并发慢支炎、肺气肿和肺心病，可有相应的体征。

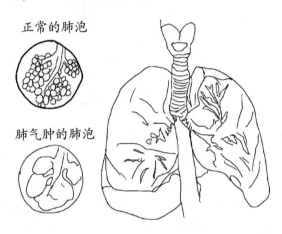

正常的肺泡

肺气肿的肺泡

 矽肺发的并发症

（1）肺结核

为矽肺常见的并发症，高达 20%～50%，尸检较生前发现的更多，36%～75%。此并发率随矽肺病期的进展而增加，Ⅰ～Ⅱ期并发肺结核者占 20%～40%，Ⅲ期达 70%～95%。矽肺的直接死因中肺结核占 45%。矽肺并发结核时，相互影响，加速恶化。可出现结核中毒症状，痰中找到结核菌。结核空洞常比较大，形态不规则，多为偏心，内壁有乳头状凸起，形若岩洞。结核病变周围胸膜增厚。

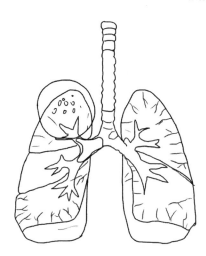

（2）慢性支气管炎及阻塞性肺气肿

长期吸入粉尘导致支气管纤毛上皮受到损伤，由于两肺弥散性结节纤维化，使支气管狭窄，引流不畅，易发生病毒、细菌感染，并发慢支及肺气肿，严重者继发肺心病，常由于呼吸道感染诱发呼吸衰竭及右心衰竭。

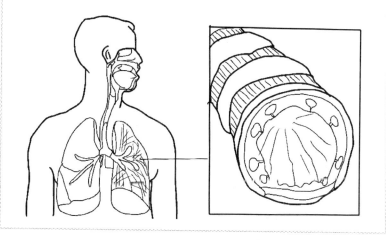

（3）自发性气胸

晚期矽肺在剧咳或者过度用力时，因肺大泡破裂发生自发性气胸。由于胸膜粘连，局限性气胸较为多见，常可被原有呼吸困难症状所掩盖，当X线检查时才被发现。气胸可反复发生或两侧交替出现，由于肺组织和胸膜纤维化，破口很难愈合，气体吸收缓慢。

预防治疗

★硅沉着病（矽肺）的预防

患者都有密切的矽尘接触史及详细的职业史，导致矽肺的工种很多，长期接触各种金属、煤粉、耐火材料、石粉、水泥、玻璃以及陶瓷等工种的工人。

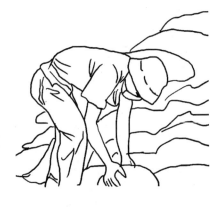

◆控制或者减少矽肺发病，关键在于防尘。工矿企业应抓改革生产工艺、湿式作业、密闭尘源、通风除尘以及设备维护检修等综合性防尘措施。

◆加强个人防护，遵守防尘操作规程。对生产环境定期监测空气中粉尘浓度，并且加强宣传教育。将就业前体格检查做好，包括X线胸片。

◆凡有活动性肺内外结核，以及各种呼吸道疾病患者，均不宜参加矽尘工作。加强矽尘工人的定期体检，包括 × 线胸片，检查间隔时间依据接触二氧化硅含量和空气粉尘浓度而定。

◆加强工矿区结核病的防治工作。对于结核菌素试验阴性者应接种卡介苗；而阳性者预防性抗结核化疗，以降低矽肺合并结核的发病。

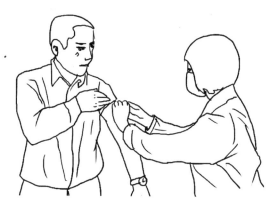

◆对矽肺患者应采取综合性措施，包括脱离粉尘作业，另行安排适当工作，加强营养及适宜的康复锻炼，以增强体质。预防呼吸道感染及合并症状的发生。

 患病职业

（1）矿山开采：各种金属矿山的开采，煤矿的掘进和采煤等是产生尘肺的主要作业环境，主要作业工种是凿岩、爆破、支柱以及运输。

（2）金属冶炼中矿石的粉碎、筛分以及运输。

（3）机构制造业中铸造的配砂、造型作业，铸件的清砂、喷砂以及电焊作业。

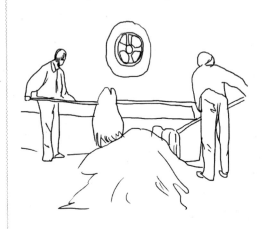

（4）建筑材料行业，如耐火材料、水泥、玻璃、石料生产中的开采、破碎、碾磨、筛选、拌料等；石棉的开采、运输以及纺织。

（5）公路、铁路以及水利建设中的开凿隧道、爆破等。

★ 硅沉着病（矽肺）的治疗

治疗的目标是减轻呼吸系统症状，改善缺氧和肺源性心脏病，避免呼吸道感染和刺激。治疗还包括仔细监测结核病的发生。

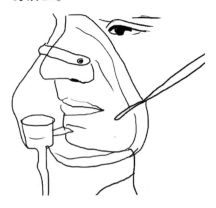

每日使用支气管扩张气雾剂治疗和增加液体摄入量（至少 3L/d），可减轻呼吸系统症状和体征。雾化吸入治疗及胸部理疗（比如为控制咳嗽和肺段支气管引流）辅以胸部拍击和振动可以帮助排出分泌物。

严重病例，若动脉氧合不能维持的患者可能需要借助导管、面罩吸氧或机械通气治疗。治疗呼吸道感染可使用抗生素。

日常保养

★ 精神方面

要保持良好的情绪和乐观的精神状态，避免不良的精神因素刺激，积极配合医疗保健，可以使疾病向有利于健康的方面转化。

★ 增强体质

病人按照实际情况，坚持做医疗体操，以提高机体的抗病能力，如打太极拳、练气功、散步等，既能增强体质，又能锻炼心肺功能，但锻炼时要因人而宜，避免过度劳累。

★ 饮食及生活起居

因为尘肺病人的脾胃运动功能失常，所以应选择健脾开胃，有营养易吸收的饮食。如瘦肉、鸡蛋、牛奶、豆粉、新鲜蔬菜和水果，忌服过冷和油腻性食物；尘肺病人应格外注意气候的变化，增减衣物；锻炼耐寒能力从夏季开始，坚持全年用冷水洗脸。

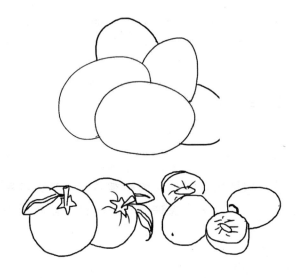

★气温适宜

冬季气温寒冷，持续时间长，这是造成上呼吸道发炎、肺内感染的主要因素，所以要保持居室的温度适宜，清洁和空气新鲜，对减少上呼吸道感染有积极的预防意义。

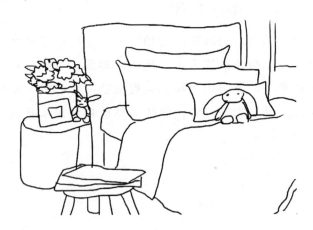

十五　吸入性损伤

吸入性损伤俗称为呼吸道烧伤，之所以改称为吸入性损伤是因为这一部位损伤并不单纯因为热力所致的烧伤，更重要的是燃烧情况下吸入的烟雾中含有多种化学物质，兼有腐蚀及中毒作用，严重者常致为呼吸功能衰竭，以致有些学者称之为烧伤中的"第一杀手"。

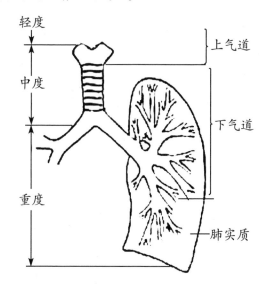

认识疾病

★ 吸入性损伤的发病机制

◆ 热力对呼吸道的直接损伤

热力包括干热与湿热两种。火焰和热空气属于干热，热蒸气属于湿热。当吸入热空气时，声带可反射性关闭，同时干热空气的传热能力比较差，上呼吸道具有水热交换功能，可吸收大量热量使其冷却；干热空气到达支气管分叉的隆突部时，温度可下降到原来的 1/5 ~ 1/10。所以干热往往造成上呼吸道损伤。湿热空气比干热空气的热容量约大 2000 倍，传导能力较干空气约大 4000 倍，且散热慢，所以湿热除引起上呼吸道损伤和气管损伤外，亦可造成支气管和肺实质损伤。

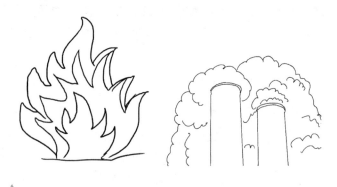

吸入性损伤的分类

（1）热吸入。肺部并发症仍为热损伤的首要致死原因。通常因吸入热空气或蒸气所致。吸入损伤并发皮肤烧伤者病死率大于 50%。对于有火焰接触的患者，即使表面无明显烧伤痕迹，应注意是否有热吸入损伤。

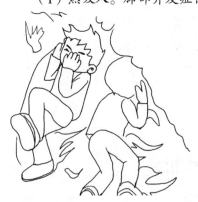

（2）化学吸入。物质燃烧时会产生多种气体，

其中的酸性或碱性气体吸入后可导致化学烧伤。而吸入呼吸道的非可溶性气体可造成永久性损伤。

合成材料可产生有毒气体。塑料加热或者燃烧后可产生有毒蒸气。没有燃烧的以粉尘或液体状态吸入的化学物质同样可以导致肺损伤。诸如氨气、氯气、二氧化硫以及氯化氢等认为是可能导致肺部损伤的物质。

（3）一氧化碳中毒。一氧化碳是一种无色、无臭、无味的气体，由燃烧和氧化时产生。长期吸入少量气体或者短期大量吸入气体均可产生一氧化碳中毒。一氧化碳被认为是一种化学性窒息物。意外中毒可由于在空间狭小、通风不良的环境中使用煤炉、燃烧烟雾、煤气灯、煤气炉或者炭烤架发生。

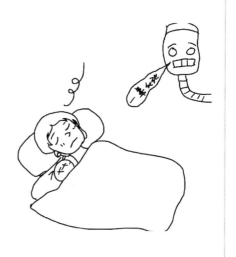

◆有害物质对呼吸道的损伤

吸入烟雾中除颗粒外，会有大量的有害物质，包括一氧化碳、二氧化氮、二氧化硫、过氧化氮、盐酸、氰氢酸、醛以及酮等。这些物质可通过热力作用对呼吸道造成直接损伤。有毒气体可刺激喉和支气管痉挛，并对呼吸道造成化学性损伤。水溶性物质如氨、氯、二氧化硫等与水合成为酸或者碱，可造成化学性烧伤。氮化物在呼吸道黏膜上可与水、盐起反应，生成硝酸和亚硝酸盐，前者直接腐蚀呼吸道，而后者吸收后和血红蛋白结合，形成高铁血红蛋白，造成组织

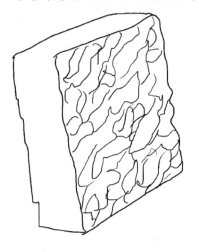

缺氧。氰氢酸能够使细胞色素氧化酶失去递氧作用，抑制细胞内呼吸。醛类可降低纤毛活动，使肺泡巨噬细胞活力减低，损伤毛细血管而造成肺水肿。聚氨酯燃烧产生的烟雾中丙烯醛含量约为 50ppm，吸入含有 5.5ppm 的丙烯醛就可发生化学性呼吸道损伤及肺水肿，10ppm 在几分钟内即造成死亡。氰化氢与一氧化碳的毒性呈相加作用，温度升高至 1000℃时，聚氨酯泡沫塑料分解产生大量氰化氢，在血清中氰化物浓度达到 100μmol/L 时，即可使人死亡。

★ 吸入性损伤的病因

密闭环境燃爆或者火焰烧伤。吸入性损伤的原因主要是热力作用，但同时吸入大量未燃尽的烟雾、炭粒以及有刺激性的化学物质等，同样损伤呼吸道及肺泡。所以吸入性损伤是热力和化学物的混合损伤。

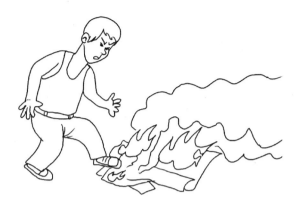

　　吸入性损伤和致伤的环境有关。其往往发生于不通风或密闭的环境，尤其是爆炸燃烧时，此环境内，热焰浓度大、温度高，并且不易迅速扩散，患者不能立即离开火场；加之在密闭空间，燃烧不完全，产生大量一氧化碳及其他有毒气体，导致患者中毒而昏迷，重则窒息死亡。合并爆炸燃烧时，高温、高压以及高流速的气流和浓厚的有毒气体，可引起呼吸道深部及肺实质的损伤。另外，患者站立或者奔走呼喊，致热焰吸入，也是致伤原因之一。

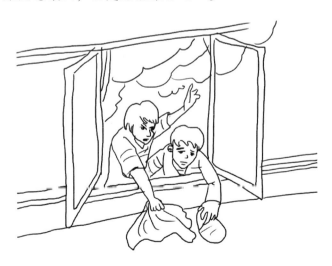

★吸入性损伤的症状

患者症状及体征随吸入气体或者物质的种类及接触时间长短而有不同。

◆热吸入

热吸入可造成全部呼吸道的损伤，但罕有累及肺脏。

口腔及会厌的溃疡、红斑及水肿为热吸入损伤的早期征象。

水肿快速进展是因为上呼吸道的梗阻。

哮鸣、喘鸣、湿啰音、分泌物增多、声嘶及气短都是常见的临床表现。

若是上呼吸道的直接热损伤，患者可能同时有面部和口唇烧伤、烧焦的鼻毛及喉头水肿等表现。

◆化学吸入

烟雾或者化学物质吸入最常见的临床表现包括肺不张、肺水肿及组织缺氧。

呼吸窘迫一般紧随机体缺氧，在烟雾吸入的早期即出现。

早期无呼吸困难的患者也可能突然发生呼吸窘迫。

◆一氧化碳中毒

碳氧血红蛋白降低了血红蛋白的携氧能力，典型的症状是面部潮红及口唇呈樱桃红色。

一氧化碳中毒的症状由体内碳氧血红蛋白浓度不同而有变化（见一氧化碳中毒时的血氧饱和度）。

轻度一氧化碳中毒一般提示一氧化碳浓度为 $11\% \sim 20\%$，

此时典型症状主要包括头痛、脑功能减退、视力下降及轻度气短。

中度中毒提示一氧化碳浓度是 21% ~ 40%，此时患者症状主要表现为头痛、耳鸣、恶心、头晕、困倦、精神状态改变、意识混乱、木僵、易激惹、低血压、心动过速、心电图异常及肤色改变。

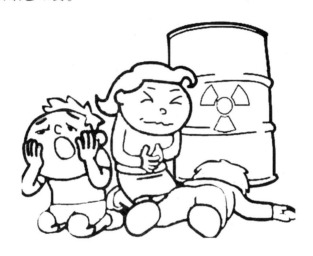

预防治疗

★ 吸入性损伤的预防

吸入性损伤预后差，所以预防其发生或减轻其损害程度，极为重要。

尤其在可能发生火灾的环境中工作时，建议戴面部防护罩或者口罩；烧伤后应就地卧倒滚动灭火，不可奔跑、大声呼喊；爆炸燃烧时，应立即俯卧于隐蔽物的后面，或者背朝爆炸中心，用物品（毛巾等）遮盖口鼻。

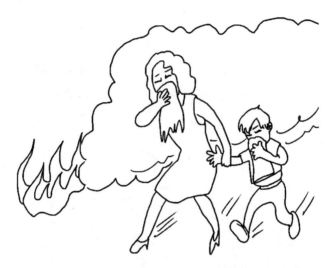

通过以上这些前期措施，可以预防呼吸道烧伤或者明显减低呼吸道烧伤的程度。

防止感染：吸入性损伤之后，因为气道及肺部受损，纤毛功能破坏、气道分泌物及异物不能及时排出、局部及全身抵抗力下降等，常致气道及肺部感染。一旦感染，如果治疗不及时，可并发急性呼吸功能衰竭，并会成为全身感染的重要病灶，诱发脓毒症。

将气道内异物和脱落的坏死黏膜组织彻底清除，引流通畅，是防治感染的基本措施，其次就是严格的无菌操作技术和消毒隔离，严格控制创面－肺－创面细菌交叉感染；定期作气道分泌物涂片和培养，选用敏感抗生素。另外，应加强全身支持疗法，以使机体免疫功能提高，对防治感染有重要意义。

★ 吸入性损伤的治疗

采集患者相关物质接触史，鉴定毒物种类。立即予吸氧，若患者出现严重的呼吸窘迫或意识状态的改变，需行气管插管及机械通气治疗。上呼吸道水肿患者需行气管内插管。必要时可使用支气管扩张药、抗生素和静脉补液等治疗。

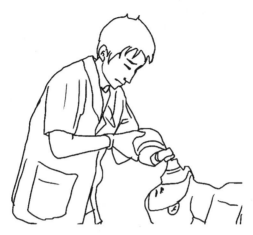

一氧化碳中毒的首选治疗是湿化纯氧吸入疗法，至血碳氧血红蛋白降到非毒性范围（10%）内。胸部物理疗法能够帮助肺内坏死组织的咳出。

 胸部物理疗法的步骤

（1）叩击

通过手掌的拍击产生空气震动，使痰液松动，易于排出。手掌弯成碗状，像在捕捉空气一样。正确的叩打会产生一个空的并且深的声响。叩击部位由下往上，每个部位拍1～2分钟。叩击时，要避开胸骨（前胸正中）、脊椎、肾、肝、乳房等位置。在必要时可垫以布片，以使胸壁不适减轻。

（2）震颤

通过双手或用震动器按在听诊有痰音部位之胸壁，由下往上，及由旁边往中间的方向缓慢移动，在吐气时快速震荡之，更有助痰液松动，也可以诱发咳嗽反射，帮助肺中分泌物脱落及排出。重复以上动作 2 ~ 5 分钟。叩击可和震颤交互执行以增强疗效。也可辅以机器使用，增强震动效果。

（3）有效咳嗽

有效的咳嗽，可帮助痰液清除。

①采坐姿并且略往前倾，双手环抱一颗枕头，抵住腹部使横膈上升。

②先做横膈式呼吸（腹式呼吸法）：缓缓吸入空气到肺活量充满 70% ~ 80%（2 ~ 3 次），用鼻吸气时肚子尽量向外突出，帮助横膈下降使气体容易进入肺；再由口吐气，肚子尽量内缩，借助腹部力量将横膈往上顶，向内上挤压肚子，同时连续三次咳嗽动作。如果只用喉头咳嗽的话，对于痰液的清除是没有帮助的。

③吸气太快时，有时会太早诱发咳嗽，可利用"小吸 - 停 - 小吸 - 停"之方式反复吸气，直至有足够肺活量再做咳嗽动作；这些动作必须反复练习，才可以将深部痰液咳出。

日常保养

◆患者应选择易消化的流质高蛋白饮食，饮食需要色、香、味俱全以增加患者的食欲。每日饮食中含水量应不少于 2500 毫升。除一日三餐主食之外，可根据患者氮平衡及全身营养状况，餐间给予鸡蛋、牛奶、酪蛋白、豆浆，尽可能做到少食多餐。并且添加各种饮料 1000 ～ 3000 毫升，如绿豆汤、菜汤、蜂蜜水、番茄汁、西瓜汁、梨汁等。

◆禁食期间，建立有效静脉通道，及时补充液体，尽量鼓励患者口服，要选择易消化高蛋白饮食，除一日三餐主食外，可根据全身营养状况，餐间给予牛奶、鸡蛋、水果以及豆浆等。尽可能做到少食多餐，合理安排饮食。

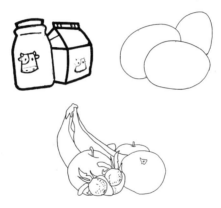

◆宜食芦荟：芦荟素 A、创伤激素具有促进伤口愈合复原的作用，有消炎杀菌、吸热消肿、软化皮肤以及保持细胞活力的功能。凝胶多糖与愈伤酸联合还具有愈合创伤活性的作用。

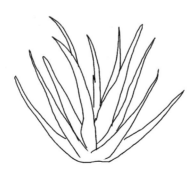

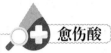

愈伤酸

为植物细胞膜受损后，由膜中十八碳不饱和脂肪酸生成，是愈伤反应的重要信号分子，能诱导相基因的转录。

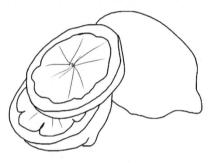

◆宜食柠檬：柠檬富含大量的维生素C，具有抗菌消炎作用，对于创伤性疾病的患者，可起到预防感染的作用，有利于患者的康复。

◆宜食牛奶：牛奶富含大量的优质蛋白质营养物质，可促进肠道对营养物质的吸收，增强人体免疫力，以提高患者抗病能力，有利于患者康复。

◆忌食红糖：红糖具有活血的功效，可以造成出血，或者是出血加重，不利于患者身体的康复。

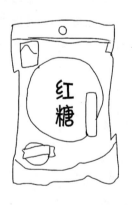

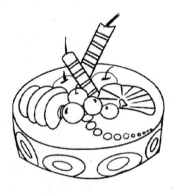

◆忌食奶油：奶油是含有大量的油脂的食物，容易滋养细菌，造成炎症感染，不利于患者身体的康复。

十六 喉癌

喉癌中 95％ 为鳞状细胞癌，仅少数约 5％ 为腺癌和肉瘤。本病男性发病率一般比女性高 9 倍，发病年龄多在 50 ~ 65 岁。喉癌转移的形式和器官的解剖位置有关。声门（声带）肿瘤由于基底部组织缺乏淋巴结而限于局部，而位于声门上部的肿瘤则利用淋巴组织向邻近区域扩散。上述这些肿瘤也可以向肺等远处器官转移，但由于局部病变引起的呼吸道问题更会威胁生命。

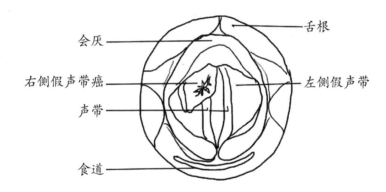

会厌 —— 舌根
右侧假声带癌 —— 左侧假声带
声带 ——
食道 ——

认识疾病

★喉癌的发病机制

◆正常喉部黏膜上皮细胞是由原始新生细胞（干细胞）不断分裂生长分化而来的，何时生长何时死亡均是受机体控制的，不会疯狂失控生长。干细胞都有各种原癌基因与抑癌基因，绝大多数情况下原癌基因的特性不表达出来，不会形成致癌物质，所以也就不能发育成癌细胞。

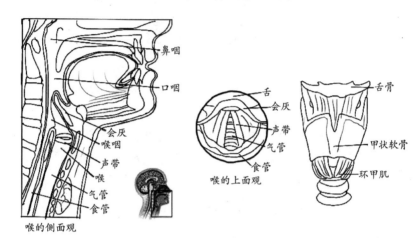

喉的侧面观

喉的上面观

◆有很多致癌因素可直接诱发或者长期破坏喉部黏膜屏障，使促癌物质更易诱发干细胞癌基因表达或基因突变而产生致癌物，导致新生不成熟的原始细胞不能分化成具有正常功能的黏膜上皮细胞，而是变成各种分化程度不良并且生长失控的非正常细胞。

◆如果机体的免疫监测功能正常，往往可以清除少量的异常细胞，但是如果免疫功能长期低下或者异常细胞因为某种未知原因逃逸了机体的免疫监测，则异常细胞最终发展成机体无法控制其生长的癌细胞，从而完成癌变过程。

◆局部癌灶不断生长，侵润邻近组织和器官，并且有可能随血液或淋巴循环向全身扩散。随着癌细胞疯狂无控制地生长，阻塞气道，并不断抢夺正常细胞的营养物质，最终导致正常组织器官因营养极度不良而功能衰竭，造成喉癌患者死亡。

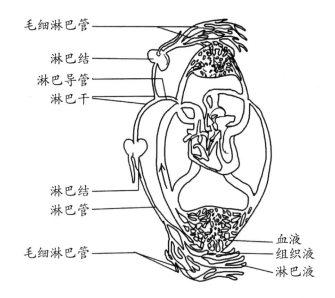

毛细淋巴管

淋巴结

淋巴导管

淋巴干

淋巴结

淋巴管

毛细淋巴管

血液
组织液
淋巴液

★ 喉癌的病因

喉癌尚无明确病因，但可能与以下因素有关：

◆吸烟：烟草燃烧可以产生烟草焦油，其中苯并芘可致癌。并且烟草的烟雾可使纤毛运动停止或迟缓，也引起黏膜水肿和出血，使上皮增生、变厚、鳞状化生，而成为致癌基础。

◆饮酒过度：长期刺激黏膜会使其变性而致癌。

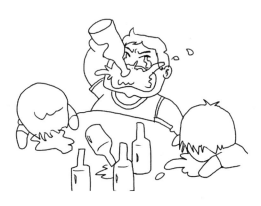

◆慢性炎症刺激，如慢性喉炎或者呼吸道炎症。

◆空气污染：有害气体如二氧化硫和生产性工业粉尘如铬、砷的长期吸入易致喉癌。

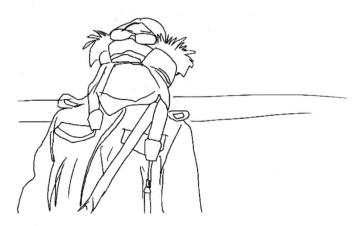

◆病毒感染与癌的产生关系密切，通常认为病毒可使细胞改变性质，发生异常分裂；病毒可附于基因上，传到下代细胞，发生癌变。

◆癌前期病变：喉部角化症和喉部良性肿瘤，如喉乳头状瘤反复发作会发生癌变。

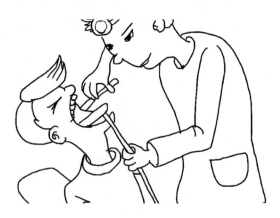

◆放射线：通过放射线治疗颈部肿物时可致癌。

◆性激素：相关实验表明喉癌病人雌激素受体阳性细胞百分率明显增高。

★ 喉癌的症状

根据癌肿发生的部位，有以下特有症状：

◆声门上型

包括原发于声带以上部位的癌肿，如会厌及杓状会厌襞、室带和喉室等。此型癌肿分化较差，发展较快。因为该区淋巴管丰富，常易向颈总动脉分叉处淋巴结转移，早期症状又觉喉部有异物感，咽部不适。以后癌肿表面溃烂时，则有咽喉炎，可以反射到耳部，甚至影响吞咽。晚期癌肿侵蚀血管之后，则痰中带血，常有臭痰咯出；侵及声带时，则有声嘶、呼吸困难等。

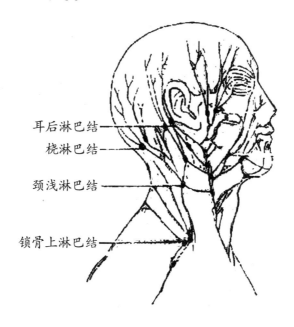

耳后淋巴结

枕淋巴结

颈浅淋巴结

锁骨上淋巴结

◆声门型

局限于声带的癌肿，以前、中 1/3 处较多，分化比较好，属Ⅰ、Ⅱ级。发展较慢，由于声带淋巴管较少，不易向颈淋巴结转移。主要症状是声嘶，逐渐加重。肿瘤增大时，阻塞声门，可出现喉喘和呼吸困难，晚期有血痰及喉阻塞症。

◆声门下型

即位于声带以下，环状软骨下缘以上部位的癌肿。因该区比较隐匿，不易在常规喉镜检查中发现。早期可无症状，以后则发生咳嗽及血痰。晚期，因为声门下区被癌肿堵塞，常有呼吸困难。

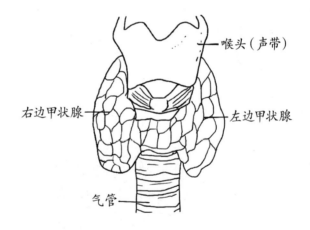

◆声门旁型

指的是原发于喉室的癌肿，亦称贯声门癌。该区甚为隐蔽。早期可无症状，甚易向外侧声门旁间隙扩散。其临床特点为：声嘶为首先症状，常先有声带固定，而未窥及肿瘤。其后随癌肿向声门旁间隙扩展，浸润和破坏喉软骨时，可有咽喉痛。如果侵及一侧甲状软骨翼板和环甲膜时，于该侧可摸到喉软骨支架隆起感，并有刺激性干咳。通常发展至两个区时，才得到确诊。

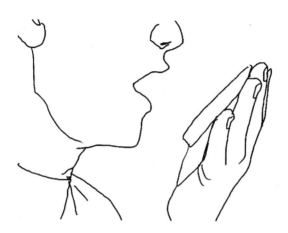

 喉癌的分期

字母 T 代表肿瘤的大小和原发肿瘤的侵犯的范围：

T1 指肿瘤局限于喉的一侧。

T2 指肿瘤则位于喉的两侧。

T3 指肿瘤已经造成一侧声带运动的障碍。

T4 指肿瘤已经侵犯至喉外。

N 表示有无淋巴结受侵犯，分为 4 级，分别是 N0、N1、N2 和 N3。

N0：无证据表明有淋巴结转移。

N1：有一个可疑淋巴结，直径小于 3 厘米的转移。

N2：在颈部的两侧均发现淋巴结或者在一侧有两个以上淋巴结，或在一侧直径大于 3 厘米，小于 6 厘米。

N3：一个淋巴结直径在 6 厘米以上。

字母 M 表示有无远处的转移，M0：表示无转移；M1：表示有转移。

T、N、M 分期结合起来就是喉癌的分期：

Ⅰ期：T1，N0 和 M0。

Ⅱ期：T2，N0 和 M0。

Ⅲ期：T3，N0 和 M0；T1，T2 或 T3 和 N1，M0。

Ⅳ期：T4，N0 或 N1，M0；任何 T 加上 N2 或 N3 和 M0，或 M1 加上任何 T 或者 N。

肿瘤非常小的时候是 T1，当出现远处转移或侵犯邻近的结构（但不包括淋巴结）为 T4，已经侵犯淋巴结的喉癌达到 N2 或 N3 也是 T4。

预防治疗

★ 喉癌的预防

◆ 禁烟

吸烟直接损伤器官，形成喉癌。烟龄越长，发病率就越高。烟中的尼古丁、煤焦油以及其产生的苯并芘都是致癌物。

◆ 不酗酒

长期大量饮酒，导致喉部充血水肿，而且造成营养不良、免疫功能低下，为形成癌症奠定基础。

◆ 远离化学致癌物质

与喉癌相关的化学致癌物质有二氧化硫、铬以及砷等。生活和生产的环境被空气污染，吸入上述有害气体及粉尘，会损害咽喉，必须做好防护。

◆ **重视癌前病变**

喉白斑是喉癌的癌前病变，它为声带黏膜上皮角化不良，在黏膜上出现的白色斑块，是上呼吸道感染、吸烟、有害气体刺激、用声过度等造成的病理性变化，与形成喉癌有密切关系，必须积极防治。还有喉角化症、慢性肥厚性喉炎以及乳头状瘤等，都要密切观察和积极防治。

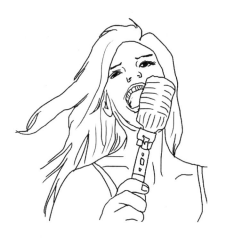

 喉白斑

喉白斑为喉黏膜上皮片状角化增生，常认为是癌前病变。主要病理变化是上皮增生，表皮细胞角化不全，上皮下有炎性变化，但是基底膜完整。

症状：主要症状是声嘶，随病变的发展而加重。喉镜下见发白斑片。

成因：可能与吸烟、用声不当、慢性喉炎、维生素或者微量元素的缺乏有关。

治疗：避免一切刺激喉黏膜因素，服用维生素 A，本病是癌前期病变，应密切观察，对久治不愈者，最好在喉镜下或者显微镜下清除病变。

◆避免不良饮食习惯

有些人不分冬夏，经常和朋友在一起吃火锅、麻辣烫等有刺激性的食物，还不停吸烟、饮酒，这不仅对咽喉，而且对眼、气管、肺、食管以及胃等都有害，既能引起疾病，也会恶化形成癌症。

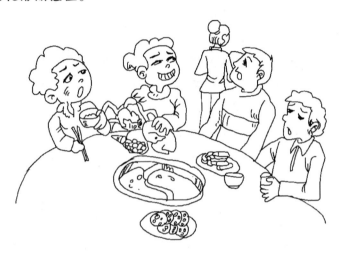

◆接触放射线要慎重

放射线为致癌物，当多次或大剂量对颈部作检查或者治疗时要防护好，免受损害，否则为形成喉癌创造条件。

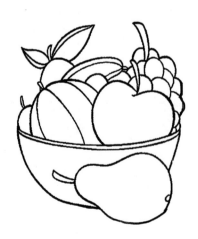

◆还要不断提高身体免疫功能，重视口腔卫生及防治呼吸系统疾病，防止病毒和细菌感染；多吃新鲜蔬菜、水果。有人研究证实，其中含有的维生素C及胡萝卜素等，能降低喉癌的发病率。

★ 喉癌的治疗

目前喉癌的治疗主要包括生物免疫治疗、手术治疗、放射治疗、化疗及生物治疗等，有时多种方式联合治疗，使喉癌5年生存率得以提高，最大限度地保留了患者喉的发声功能，而使患者的生活质量提高了。

◆ 生物免疫治疗

近年来，生物免疫疗法在治疗肿瘤方面发挥了其独特的优势，尤其是晚期肿瘤。生物免疫疗法是一种新兴的、具有显著疗效的肿瘤治疗模式，为一种自身免疫抗癌的新型治疗方法。它是运用生物技术和生物制剂对从病人体内采集的免疫细胞进行体外培养及扩增后回输至病人体内的方法，来激发、增强机体自身免疫功能，从而实现治疗肿瘤的目的。

◆ 手术治疗

在组织胚胎学上，喉的左、右两侧独立发育，声门上、声门及声门下是来自不同的原基；左右淋巴引流互不相通，声门上、声门以及声门下淋巴引流各自独立，为喉的手术治疗尤其是部分切除术提供了依据。根据癌肿部位的不同，可采用不同的术式。

（1）支撑喉镜下切除术：适用于喉原位癌或者较轻的浸润性病变。目前喉激光手术和等离子手术开展逐渐推广，具有微创、出血少、肿瘤播散率低以及保留发声功能良好等优点，可适用于 Tis、T1、T2 声门型及 T1～T2 声门上型喉癌的切除。主要适合于较早期病例。

（2）喉部分切除术：包括喉裂开、声带切除术；垂直半喉切除术；额侧部分喉切除术；还有一些相应的术式改良，依据声门癌侵犯范围选择。

（3）声门上喉切除术：适用于声门上癌。

（4）全喉切除术：适用于晚期喉癌。

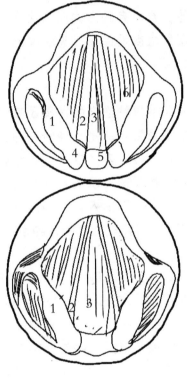

声门

上：1.楔状结节

2.（声门）声襞

3.声门裂

4.小角结节

5.杓间切迹

6.室襞（假声带）

下：1.楔状结节

2.声襞

3.声门裂

◆ 放射治疗

^{60}钴和线性加速器是目前放射治疗的主要手段。对于早期喉癌，放疗治愈率同手术治疗效果相当。缺点为治疗周期长，可能出现味觉、嗅觉丧失以及口干等症状。

◆ 手术联合放射治疗

指手术加术前或者术后的放射治疗，可将手术治疗的5年生存率提高 10% ~ 20%。

◆化学疗法

按作用分为诱导化疗，辅助化疗以及姑息性化疗等。诱导化疗即手术或放疗前给药，此时肿瘤血供丰富，有利于药物发挥作用。辅助化疗指手术或者放疗后加用化疗，以杀灭可能残存的肿瘤细胞。姑息性化疗指复发或者全身转移的患者，无法手术，采用姑息性的治疗。

日常保养

★ 喉癌后期的保养

◆心理护理：做好病人的安慰、解释工作，关心、体贴病人，满足其合理需求，要使病人以良好的心理状态迎接手术。

◆出现局部突然肿胀、呼吸极度困难以及脉搏增快等症状时，需及时通知医生。

★ 喉癌的术后护理

◆病人清醒后，即取半卧位，以利于呼吸和引流。

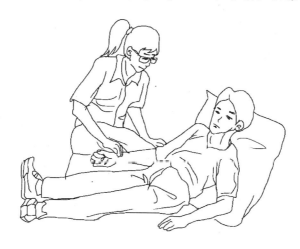

◆颈部放置冰块，防止切口出血。

◆应注意保持引流通畅，避免皮瓣坏死；定时观察并记录引流液性状和量，若发现异常及时通知医生处理。

◆加强心理护理。

★喉癌康复后的长期保养

◆定期采用三联平衡疗法巩固。

◆全面均衡适量营养。

◆劳逸结合。

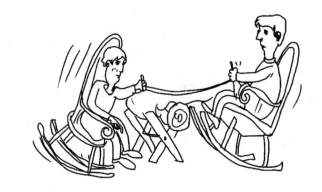

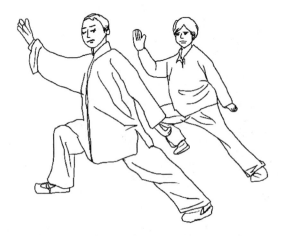

◆培养多种兴趣，保持精力旺盛。

◆戒烟限酒。

◆经常锻炼。

十七　鼻窦炎

一个或多个鼻窦发生炎症叫做鼻窦炎（sinusitis），累及的鼻窦包括：上颌窦、筛窦、额窦以及蝶窦，这是一种在人群中发病率较高的疾病，影响患者生活质量。鼻窦炎可以分为急性、慢性鼻窦炎2种。急性鼻窦炎多是由上呼吸道感染引起，细菌与病毒感染可同时并发。慢性鼻窦炎较急性者多见，常是多个鼻窦同时受累。

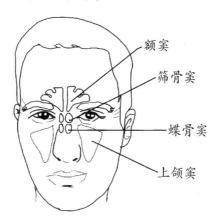

额窦
筛骨窦
蝶骨窦
上颌窦

认识疾病

★鼻窦炎的发病机制

鼻窦为颅骨中充满气体的空腔，这些空腔被覆黏膜。鼻窦炎指的是空腔中黏膜肿胀及发炎。最常见的致病原因是鼻腔感染后继发鼻窦化脓性炎症。此外，变态反应、机械性阻塞及气压改变等均易诱发鼻窦炎，牙的感染可导致齿源性上颌窦炎。

鼻窦炎的罹患因素包括患者的体质、环境因素以及病菌的毒力，还与患者遗传特质和鼻腔鼻窦的解剖结构异常有关，变异性因素也是重要原因之一。在各种鼻窦炎中，上颌窦炎最为多见，其后依次是筛窦、额窦以及蝶窦的炎症。上颌窦由于窦腔较大，窦底较低，而窦口较高，易于积眵，且居于各鼻窦之下方，易被他处炎症所感染，所以上颌窦炎的发病率最高。严重的鼻窦炎可伴发相应骨髓炎或眼眶、颅内感染等并发症，重者甚至会致命。鼻窦炎可以单发，亦可以多发。

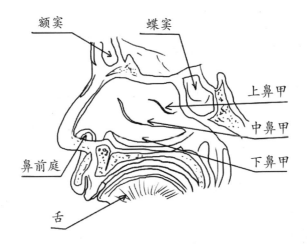

★鼻窦炎的病因

◆鼻腔的疾病

如鼻中隔偏曲；中鼻甲肥大；变态反应性鼻炎；鼻息肉；鼻腔异物或鼻腔肿瘤也可引起鼻窦炎。

◆全身抵抗力降低

如过度疲劳；受凉；受湿；营养不良；维生素缺乏以及生活环境不良所致。这是导致鼻窦炎中容易被忽略的一个原因。

◆变态反应体质及全身性疾病

如贫血、内分泌功能不足、急性传染病如流感、猩红热、麻疹、白喉等均可引起鼻窦炎的发生。

贫血

贫血指的是血液中红血球数量太少，血红素不足，它不是一种独立的疾病，而可能是其他疾病的重要临床表现，一旦发现贫血，必须查明其发生原因。贫血通常表现为身体软弱乏力、皮肤苍白、气急或呼吸困难，伴有头晕、头痛、眼花、耳鸣、注意力不集中、嗜睡等症状，甚至发生晕厥。

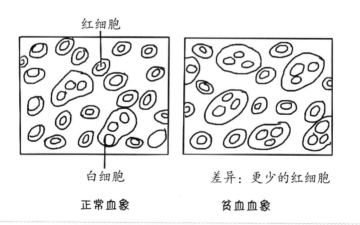

红细胞

白细胞　　　　差异：更少的红细胞

正常血象　　　　贫血血象

◆邻近病灶

如扁桃体炎或者腺样体肥大；拔牙时损伤上颌；上颌第

二双尖牙及第一、第二磨牙根部的感染；拔牙时损伤上颌窦壁或龋齿残根坠入上颌窦内等也可导致鼻窦炎。

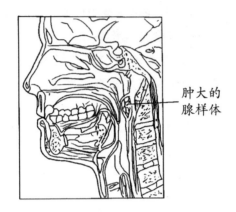

肿大的
腺样体

◆ 其他

如鼻窦外伤骨折，游泳时跳水姿势不当或者潜水与游泳后擤鼻不当；污水进入鼻窦内；鼻腔内填塞物置留时间过久；高空飞行迅速下降窦腔与外界形成相对的负压；将鼻腔分泌物吸入鼻窦等也能导致发病。

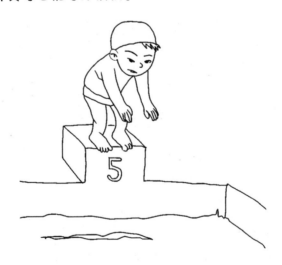

★鼻窦炎的症状

◆头痛

慢性化脓性鼻窦炎一般局部明显疼痛或者头痛。若有头痛，常表现为钝痛或头部沉重感，白天重，夜间轻，前组鼻窦炎多表现前额部和鼻根部胀痛或者闷痛，后组鼻窦炎的头痛在头顶部、颞部或后枕部。当患有牙源性上颌窦炎时，常伴有同侧上列牙痛。

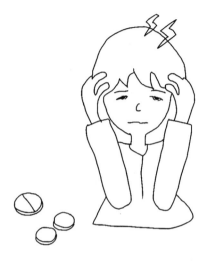

◆脓涕多

鼻涕多为脓性或者黏脓性，黄色或黄绿色，多流向咽喉部，量多少不定，单侧有臭味者，多见于牙源性上颌窦炎。

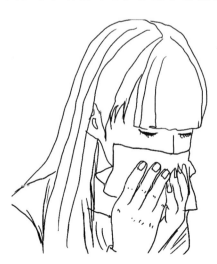

◆鼻塞

轻重不等，多由于鼻黏膜充血肿胀和分泌物增多所致，鼻塞常可致暂时性嗅觉障碍，并伴有鼻息肉时鼻腔可完全阻塞。

◆其他

因为脓涕流入咽部和长期用口呼吸，常伴有慢性咽炎症状，如痰多、异物感或咽喉疼痛等。如果影响咽鼓管，也可有耳鸣、耳聋等症状。

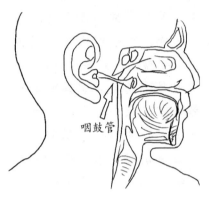

咽鼓管

预防治疗

★鼻窦炎的预防

◆加强体育锻炼，增强体质，预防感冒。

◆急性鼻炎（感冒）及牙病应积极治疗。

◆在鼻腔有分泌物时不要用力擤鼻，应堵塞一侧鼻孔擤净鼻腔分泌物，再将另一侧鼻孔堵塞擤净鼻腔分泌物。

◆在游泳时避免跳水和呛水。

◆及时、彻底治疗鼻腔的急性炎症和矫正鼻腔解剖畸形，治疗慢性鼻炎及鼻中隔偏曲。

◆妥善治疗变态反应性疾病，改善鼻腔鼻窦通风引流。

◆当患有急性鼻炎时，不宜乘坐飞机。

★鼻窦炎的治疗

◆全身治疗

采用足量抗生素控制感染，由于多为球菌感染，以青霉素类、头孢菌素类为首选药物，药物治疗强调选择敏感抗生素，足量、足疗程使用。如果头痛或局部疼痛剧烈，可适当用镇静剂或者镇痛剂。一般疗法相同于急性鼻炎。中医中药治疗以散风清热、芳香通窍为主，以解毒去瘀为辅。

◆改善鼻窦引流

常用含1%麻黄素的药物滴鼻，收缩鼻腔，改善引流。急性鼻窦炎还可借助体位改变进而改善鼻窦的通气引流而减轻头痛。

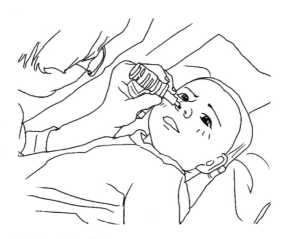

◆上颌窦穿刺冲洗术

急性上颌窦炎宜在全身症状消退、局部急性炎症基本控制之后施行。冲洗后可注入抗菌溶液，每周1～2次。

◆鼻窦置换疗法

使用于儿童多组鼻窦炎患者。

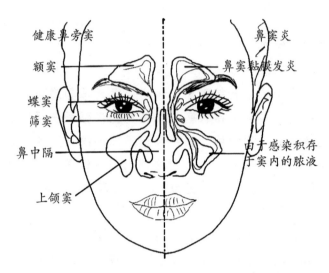

健康鼻旁窦　　　　　　　鼻窦炎

额窦　　　　　　　　　　鼻窦黏膜发炎

蝶窦
筛窦

鼻中隔　　　　　　　　　由于感染积存
　　　　　　　　　　　　于窦内的脓液

上颌窦

◆可以使用粘液促排剂，改善分泌物性状并易于排出。

◆若为牙源性上颌窦炎应同时治疗牙病。

◆可以应用鼻用局部激素或者全身应用激素，改善局部炎症状态，加强引流。

◆手术

急性鼻窦炎在药物控制不满意或者出现并发症时可采用鼻内窥镜手术，通过内镜引导直达病灶，开放鼻窦口，清除病变，改善局部引流，进而将鼻窦正常的生理功能恢复。

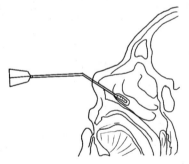

日常保养

★养成良好生活习惯

预防鼻窦炎还要在平时注意鼻腔卫生，要养成早晚洗鼻的良好卫生习惯；每日早晨可用冷水洗脸，可有效增强鼻腔黏膜的抗病能力。平时可常做鼻部按摩；患急性发作时，要多加休息。

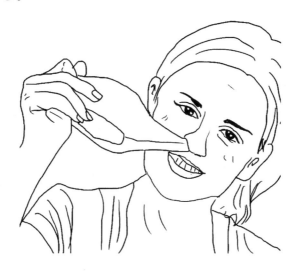

★ 游泳姿势要正确

在游泳时姿势要正确，尽量做到头部露出水面；有牙病者，要彻底治疗。

★ 保持室内空气流通

卧室应明亮，保持室内空气流通；严禁烟、酒、辛辣食品；保持性情开朗，避免精神刺激，同时注意不要过劳。

★ 改正错误的擤鼻方式

慢性鼻炎与慢性鼻窦炎患者一般擤鼻涕，当鼻涕黏稠不易擤出时，患者往往会使劲擤，这样可能会引发化脓性中耳炎，因此擤鼻涕一定不要太用力，一下擤不出可多擤几下。

化脓性中耳炎

化脓性中耳炎是化脓性细菌入侵所致，分急、慢性两种。前者是中耳黏膜的急性化脓性疾病，是由于急性上呼吸道感染、增殖体炎、变态反应和鼻咽部堵塞过久而导致咽鼓管发炎和阻塞，使其失去防御能力，细菌乘虚而入所致。常见症状为发热、耳鸣、耳痛，听力障碍。本病多发生于婴幼儿，幼儿的耳痛及全身症状较成人严重。后者是中耳黏膜，甚至骨膜、骨质的慢性化脓性炎症，其特点为鼓膜穿孔，反复耳漏。慢性化脓性中耳炎多以急性化脓性中耳炎开始，若急性炎症消退2～3月后仍继续流脓，则表示病变已进入慢性。

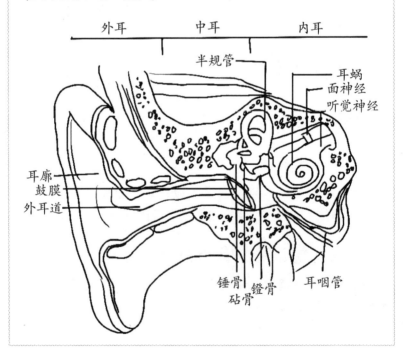

★ 不乱用滴鼻药等药物

鼻腔血管收缩剂有很多种类，但目前最为常用的是麻黄素滴鼻剂（如滴鼻净），鼻窦炎患者不可长期使用或者禁用。

★ 鼻窦炎饮食保健方法

◆ 患者应多吃全谷类、豆类以及坚果，以摄取维生素B，有助于维持正常的免疫功能。

◆ 多吃新鲜水果和蔬菜，以摄取足够的维生素C。柑橘类水果（不是其汁液）、葡萄和黑莓十分有益，由于它们还含有生物类黄酮，这种物质配合维生素C可保持微血管的健康。生物类黄酮还有消炎作用。

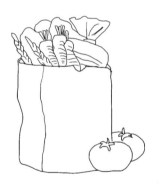

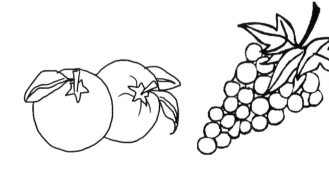

十八　支气管痉挛

　　一般见于呼吸科的疾病，主要是支管炎等疾病。吸烟诱发哮喘，主要决定于烟中所含的焦油、尼古丁和氰氢酸等多种有害成分。尼古丁等可以作用于自主神经，可刺激迷走神经而造成支气管痉挛。焦油可引起支气管黏膜上皮的增生及变异。氰氢酸损害支气管黏膜上皮细胞及其纤毛，导致支气管黏膜分泌黏液增多，气道阻力增加，致使肺的净化功能和纤毛活动减弱，反射性地引起支气管痉挛。因此吸烟可直接间接地引起支气管痉挛，从而诱发哮喘发病。

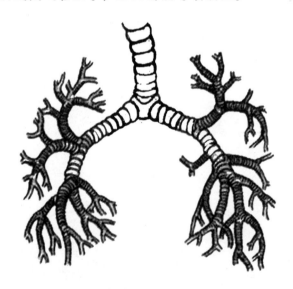

认识疾病

★支气管痉挛的发病机制

支气管痉挛是由环绕支气管周围的肌肉过度收缩所致，最终引起呼吸道狭窄及呼吸气流受阻。若患者不能得到及时诊断和治疗，气体在肺泡腔内积聚而造成气体交换受阻。支气管痉挛常由呼吸道高反应性引起。

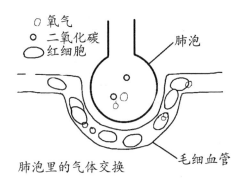

肺泡里的气体交换

运动诱发的支气管痉挛一般发生于运动中或运动停止后数分钟内。运动过程中高通气的气流较呼吸道内温度低并干燥，造成呼吸道热量及水分的丢失是其发作的诱因。

支气管痉挛在麻醉诱导、麻醉过程中及术后都可发生，这是因为麻醉药物本身可诱发支气管痉挛的发作。而此类型支气管痉挛可导致患者通气不足，危及生命。

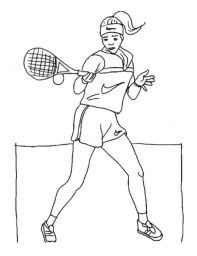

★支气管痉挛的病因

最常见的造成支气管痉挛的病因是支气管哮喘，其他诱因如下。

（1）药物或者麻醉药的过敏反应。

（2）有肺梗阻性疾病或过敏病史。

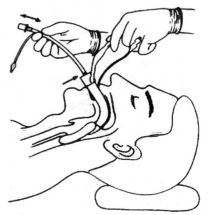

（4）吸痰、抢救时插管或者气管内插管时对呼吸道的刺激。

（5）过度的体力劳动或者运动。

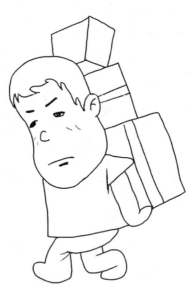

★支气管痉挛的症状

支气管痉挛，通气不畅，表现为呼吸困难，哮喘，缺氧，严重时可导致窒息死亡。

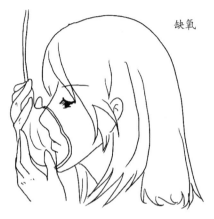

缺氧

支气管痉挛症状需要与下面的症状相互鉴别。

（1）流行性感冒：起病急，有流行病史，除呼吸道症状之外，全身症状如发热、头痛明显，病毒分离以及补体结合试验阳性可鉴别。

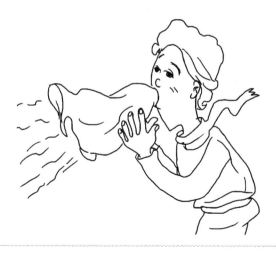

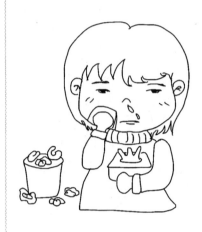

（2）上呼吸道感染：鼻塞、流涕以及咽痛等症状明显，无咳嗽、咳痰，肺部无异常体征。

（3）支气管哮喘：急性支气管炎病人若伴有支气管痉挛时，可出现吼喘，应与支气管哮喘相鉴别，后者会有发作性呼吸困难、呼气费力、喘鸣及满肺哮鸣音及端坐呼吸等症状和体征。

预防治疗

★支气管痉挛的预防

◆积极控制感染：在急性期，遵照医嘱，并且选择有效的抗菌药物治疗。

◆保持良好的家庭环境卫生，室内空气流通新鲜，且要有一定湿度，控制和消除各种有害气体和烟尘，戒烟，注意保暖。

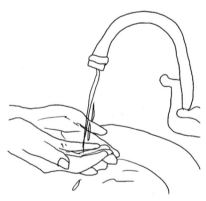

◆加强体育锻炼，增强体质，提高耐寒能力及机体抵抗力。冬天坚持用

冷水洗手、洗脸，睡前按摩脚心、手心，都有一定帮助。

◆在气候变化及寒冷季节，注意及时添减衣服，防止受凉感冒，预防流感。

★支气管痉挛的治疗

◆麻醉时气管内插管为麻醉中喘鸣发作的主要诱因，最好避免。有报道，全麻插管后 6.4% 哮喘病人出现哮鸣音，而不插管全麻或者区域麻醉仅有 2%。所以对反应活跃患者行区域麻醉仍是恰当的。

◆药物使用硫喷妥钠很少造成支气管痉挛，但单独使用气管插管时因麻醉浅常诱发痉挛。氯胺酮通过神经机制及释放儿茶酚胺可造成平滑肌松弛。哮喘病人用 2.5mg/kg 丙泊酚，插管后喘鸣发生率明显低于硫喷妥钠。通过丙泊酚诱导插管之后，呼吸阻力也明显低于硫喷妥钠和依托咪酯。

◆判断

（1）气道峰压上升。因为此类患者常咳嗽和呛咳、气管收缩，黏膜肿胀和分泌物会促使峰压进一步上升，重症患者出现气体潴留及自身 - 呼气末正压，胸腔过度扩张而顺应性下降。

（2）血氧计读数下降。由于分泌物和支气管痉挛造成气道关闭，使有灌注的肺泡通气不足，若出现低灌注则血氧计读数偏低，此时用 PEEP 改善缺氧会适得其反。

（3）PCO_2 上升，呼气 CO_2 分压下降，因为阻力的差别，一部分肺单位过度膨胀，另一部分充气不足，会更加剧通气／灌注失衡，过度膨胀的肺泡几乎完全没有灌注从而导致死腔量增加。

◆处理

（1）加深麻醉　可降低胸内压并增加静脉回流，即便血压下降也有效，给肌松剂可减少呛咳引起的呼吸阻抗增加，氯胺酮可迅速维持血压加深麻醉，防止吸入药通气不足带来的问题。

（2）紧急应用β2激动剂　这类药物较为安全，吸入给药与肠道外给药作用相同，副作用少，即使利用气管内插管喷雾亦能奏效。

日常保养

★护理支气管痉挛患者应注意要点

◆反复谨慎评价患者呼吸功能状态，特别对于非插管患者。

◆检查其呼吸频率、听诊呼吸音并持续监测血氧饱和度，在必要时需行气管插管治疗。

◆当患者突然停止喘鸣而表现出呼吸窘迫症状时应要引起注意，这是紧急呼吸衰竭的征象，患者可能需要插管和机械通气。

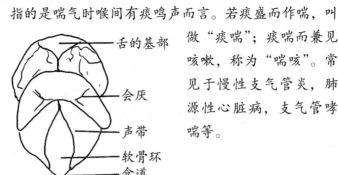

喘鸣

指的是喘气时喉间有痰鸣声而言。若痰盛而作喘，叫做"痰喘"；痰喘而兼见咳嗽，称为"喘咳"。常见于慢性支气管炎，肺源性心脏病，支气管哮喘等。

舌的基部
会厌
声带
软骨环
食道

◆鼓励患者，守护在床旁。使其尽量放松。

◆评估患者精神状况，如是否有意识错乱、激动、嗜睡及呼吸损害的早期征象。

◆监测患者心率及心律，注意是否有低氧血症或者支气管扩张药治疗相关的心律失常。

◆遵医嘱进行各项检查，并及时报告各项结果。

◆遵医嘱用药（特别是支气管扩张药）。

◆静脉补液，补充由于过度通气导致的不显性失水。

★ 出院后注意的事项

◆避免接触致敏原、刺激物、烟雾及冷空气。

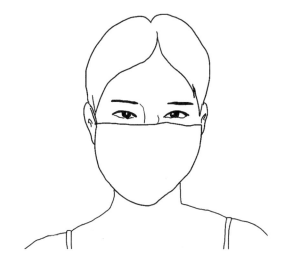

◆使用相关药物，有不良反应应及时就医。

◆会使用定量吸入装置。

十九　呼吸性酸中毒

呼吸性酸中毒是以肺泡换气降低为主要特征、高碳酸血症（$PaCO_2 > 45mmHg$）为主要表现的一种酸碱失调。

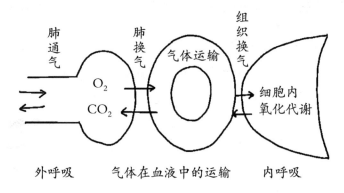

外呼吸　　气体在血液中的运输　　内呼吸

认识疾病

★呼吸性酸中毒的发病机制

◆呼吸中枢抑制

一些中枢神经系统的病变如延脑肿瘤、延脑型脊髓灰质炎、脑膜炎、脑炎、椎动脉栓塞或者血栓形成、颅内压升高、颅脑外伤等时，呼吸中枢活动可受抑制，导致通气减少而 CO_2 蓄积。此外，一些药物如麻醉剂、镇静剂（吗啡、巴比妥钠等）都有抑制呼吸的作用，剂量过大亦可造成通气不足。碳酸酐酶抑制剂如乙酰唑胺能造成代谢性酸中毒。它也能抑制红细胞中的碳酸酐酶而使 CO_2 在肺内从红细胞中释放减少，从而导致动脉血 PCO_2 升高。有酸中毒倾向的伤病员应慎用此药。

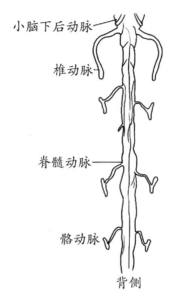

小脑下后动脉

椎动脉

脊髓动脉

髂动脉

背侧

◆呼吸神经、肌肉功能障碍

多见于脊髓灰质炎、急性感染性多发性神经炎（Guillain-barre 综合征）、肉毒中毒、重症肌无力、低钾血症或者家族性周期性麻痹，高位脊髓损伤等。严重者呼吸肌可麻痹。

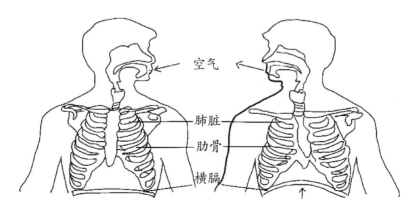

空气

肺脏

肋骨

横膈

◆胸廓异常

　　胸廓异常影响呼吸运动常见的主要有脊柱后、侧凸，连枷胸（Flail Chest），强直性脊柱炎，心肺性肥胖综合征（Picwick 综合征）等。

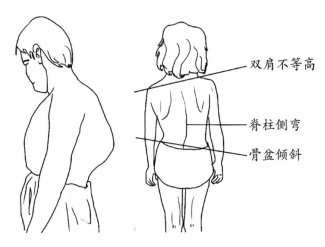

双肩不等高

脊柱侧弯

骨盆倾斜

◆气道阻塞

常见的有异物阻塞、喉头水肿以及呕吐物的吸入等。

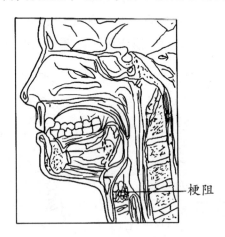

梗阻

◆广泛性肺疾病

广泛性肺疾病是呼吸性酸中毒的最为常见的原因。它包括慢性阻塞性肺疾病、支气管哮喘以及严重间质性肺疾病等。这些病变都能严重妨碍肺泡通气。

◆ CO_2 吸入过多

指吸入气中 CO_2 浓度过高，如坑道及坦克等空间狭小通风不良之环境中。此时肺泡通气量并不减少。

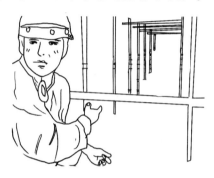

★呼吸性酸中毒的病因

◆通气不良

（1）呼吸道阻塞：如喉水肿、喉痉挛、白喉、异物阻塞、淋巴结或者肿瘤压迫气管、溺水、羊水阻塞及麻醉期间通气不足或者呼吸机管理不善等，均可造成急性呼吸性酸中毒。

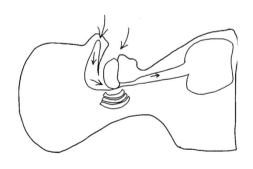

（2）呼吸中枢受抑制：如吗啡、巴比妥、麻醉剂以及酒精中毒等，能使呼吸中枢受抑制造成呼吸性酸中毒。

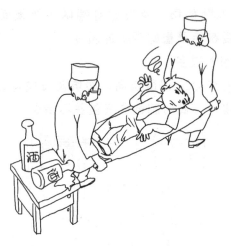

（3）呼吸肌麻痹：如钾缺乏症、脊髓灰质炎、急性感染性多发性神经根炎、重症肌无力以及高位截瘫等。

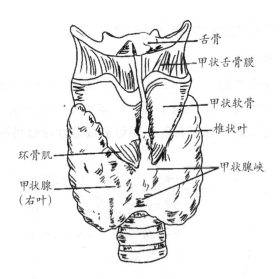

（4）胸壁损伤：胸壁损伤后因为疼痛或胸壁不稳定影响

通气，CO_2 不能充分呼出，以致造成呼吸性酸中毒。

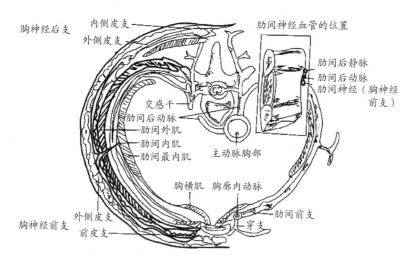

◆气体交换不良

（1）肺部疾病：如肺炎、肺水肿以及心跳呼吸骤停等，均能引起急性呼吸性酸中毒。肺气肿肺部纤维性变、支气管扩张、慢性支气管炎等，由于肺组织弹性减低，不仅使肺泡通气量减少，而且使肺内气体不能很好地混合，常发生慢性呼吸性酸中毒。

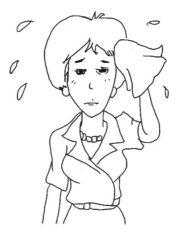

（2）充血性心力衰竭或者肺源性心脏病：由于循环变慢 CO_2 排出减慢，蓄积体内；又兼肺水肿或肺部病变，均可造成呼吸性酸中毒。

★呼吸性酸中毒的症状

◆呼吸困难，换气不足、气促、发绀、胸闷以及头痛等。

◆酸中毒加重，出现神志变化，有嗜睡、神志不清、谵妄以及昏迷等。

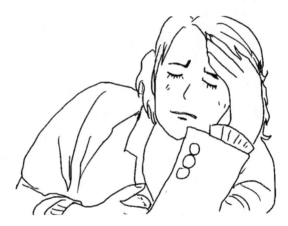

◆ CO_2 过量积贮、除造成血压下降外，可出现突发心室纤颤（由于 Na^+ 进入细胞内，K^+ 移出细胞内，出现急性高血钾症）。

◆化验结果：急性或失代偿者 pH 值下降，PCO_2 增高，CO_2CP、BE、BB、SB 正常或稍增加；慢性呼吸性酸中毒或者代偿者，pH 值下降不明显，PCO_2 增高，CO_2CP、BE、BB、SB 都有增加；血 K^+ 可升高。

预防治疗

★呼吸性酸中毒的预防

◆防治原发病

慢性阻塞性肺疾患是造成呼吸性酸中毒最常见的原因，临床上应积极抗感染、解痉以及祛痰等。急性呼吸性酸中毒应迅速去除造成通气障碍的原因。

◆尽快改善通气功能，保持呼吸道畅通，以利 CO_2 的排出。必要时可做气管插管或气管切开和使用人工呼吸机改善通气。

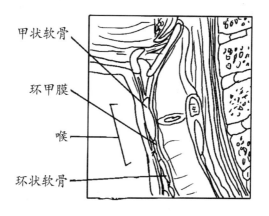

甲状软骨

环甲膜

喉

环状软骨

◆适当供氧，不宜单纯给高浓度氧，由于其对改善呼吸性酸中毒帮助不大，反而可使呼吸中枢受抑制，通气进一步下降而加重 CO_2 潴留和导致 CO_2 麻醉。

◆碱性药物的使用应特别谨慎

对严重呼吸性酸中毒的患者，必须确保足够通气的情况下才能应用碳酸氢钠，由于 $NaHCO_3$ 与 H^+ 起缓冲作用后可产生 H_2CO_3，使 $PaCO_2$ 进一步增高，反而加重呼吸性酸中毒的危害。

★ 呼吸性酸中毒的治疗

◆积极防治引起呼吸性酸中毒的原发病。

◆改善肺泡通气，排出过多的 CO_2

按照情况可行气管切开、人工呼吸、解除支气管痉挛、祛痰、给氧等措施，给氧时氧浓度不能太高，以免抑制呼吸。人工呼吸要适度，由于呼吸性酸中毒时 $NaHCO_3/H_2CO_3$ 中 H_2CO_3 原发性升高，$NaHCO_3$ 呈代偿性继发性升高。若通气过度则血浆 PCO_2 迅速下降，而 $NaHCO_3$ 仍在高水平，则病人转化为细胞外液碱中毒，脑脊液的情况也如此。可导致低钾血症、血浆 Ca^{2+} 下降、中枢神经系统细胞外液碱中毒、昏迷甚至死亡。

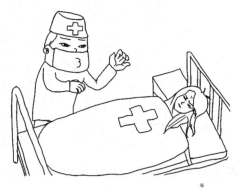

◆通常不给碱性药物，除非 PH 下降甚剧

由于碳酸氢钠的应用只能暂时减轻酸血症，不宜长时间应用。酸中毒严重时如病人昏迷、心律失常，可给 THAM 治疗以中和过高的 $[H^+]$。$NaHCO_3$ 溶液亦可使用，不过必须确保在有充分的肺泡通气的条件下才可作用。由于给 $NaHCO_3$ 可纠正呼吸性酸中毒体液中过高的 $[H^+]$，能生成 CO_2，如不

能充分排出，会使 CO_2 深度升高。

日常保养

◆热能不高，蛋白质质量好，数量足，动物脂肪少，无机盐、微量元素以及维生素很充足。适量的鸡鸭、鱼、瘦肉，少量的蛋、肝、杂粮、粗粮，大量水果、蔬菜，还可用一些硬果类如花生、核桃、莲心、瓜子和菌藻类如紫菜、海带、香菇以及木耳。

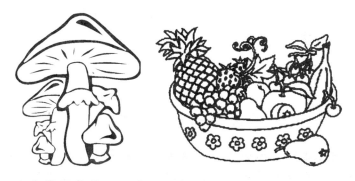

◆食物要柔软，易消化，色香味好，能够引起食欲。

◆一日 4～5 餐，有规律，避免过饥过饱。有适宜的进食环境，不能自行进餐者要有人协助。

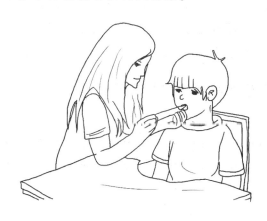

二十 呼吸性碱中毒

呼吸性碱中毒指的是由于肺通气过度使血浆 H_2CO_3 浓度或 $PaCO_2$ 原发性减少，而导致 pH 值升高（ > 7.45）。按照发病情况分为急性及慢性两大类。急性者 $PaCO_2$ 每下降 10mmHg（1.3kPa），HCO_3^- 下降约 2mmol/L；而慢性时 HCO_3^- 下降为 4 ～ 5mmol/L。

认识疾病

★呼吸性碱中毒的发病机制

呼吸道阻塞所引起的呼吸性酸中毒超过 6 ～ 8 小时之后，可能已得到相当程度的代偿，血浆 HCO_3^- 已相应增多，而且同积聚的 CO_2 已呈适当比例增多。若阻塞呼吸道的原因突然被除去，大量的 CO_2 由肺呼出，动脉血 PCO_2 突然降低，原已增高的 HCO_3^- 尚未及时经肾脏排出，遂发生碱中毒。这种现象虽然叫过度代偿的呼吸性碱中毒，但其本质是因 PCO_2 突然降低引起血液 pH 值上升，仍属于呼吸性碱中毒的范畴。

★呼吸性碱中毒的病因

◆呼吸中枢受刺激

（1）中枢神经系统的外伤或者疾病，如颅脑损伤、脑膜炎的早期、脑桥肿瘤及其他脑病，均能有过度通气，可造成呼吸性碱中毒。

脑桥

脑桥为后脑的上部，上端承接大脑脚，末端连接延髓，与延髓之间以横沟相隔，沟内向两侧有外展神经、面神经和位听神经发出。脑桥内部除上行与下行的纵行纤维束外，并且富有左右行进的横向纤维，在脑桥外侧集中起来，而成为脑桥臂，进入小脑。脑桥的网状组织中，也有多数分散的神经核，主要是三叉神经核、展神经核、面神经核、上涎核以及位听神经核等。

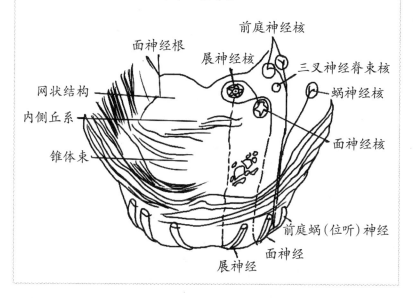

（2）药物中毒，如水杨酸中毒的早期，由于水杨酸在血中的浓度过高，使呼吸中枢受刺激，引起过度通气，造成呼吸性碱中毒。

（3）革兰阴性菌败血病。

（4）肝性脑病。

（5）过度通气综合征：癔症、精神紧张、易激动及神经质的患者，因为快速而深长的呼吸，也能造成过度通气，造成呼吸性碱中毒。

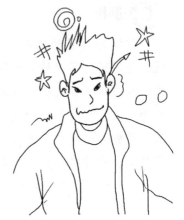

（6）体温增高，如感染或者特殊传染病，或外界气温高引起体温增高时，常伴有过度通气。

◆低氧血症

（1）在高空或者其他原因引起缺氧时，能导致过度通气。

 过度通气

发病时呼吸加深加快，患者呼吸费力；胸闷压迫感或者窒息感，可有胸痛、心悸以及心动过速等。四肢末端及颜面麻木，手足抽搐，肌肉痉挛甚至强直，也可有头痛、头晕以及意识障碍。查体无阳性体征。

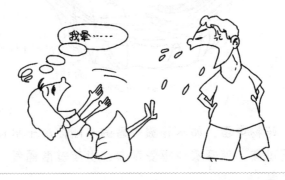

（2）肺部疾病，如肺炎、肺间质纤维化、肺水肿等发生低氧血症时，能导致过度通气。

（3）充血性心力衰竭、低血压以及严重贫血等，可发生过度通气。

◆呼吸机使用不当引起过度通气，易引起呼吸性碱中毒。

◆腹部或胸部手术

术后因切口痛，在咳痰时不敢深吸气，以致呼气长于吸气，往往导致过度通气。

◆呼吸道阻塞突然解除

在临床上如胸外伤、多根肋骨骨折不敢咳痰，或者昏迷病人呼吸道内分泌物阻塞，行气管切开术，呼出大量脓性黏稠分泌物之后，有时可见病人呼吸变慢变浅或者不规则，即由于 PCO_2 突然降低引起碱中毒；呼吸变慢变浅为一种呼吸代偿现象，是为了增加 PCO_2，降低血液 pH 值，自体稳定的措施，常易被误认为病情加重，应予注意。

★呼吸性碱中毒的症状

◆手、足、面部尤其是口周麻木并有针刺样感觉。

◆头昏、胸闷、胸痛、恐惧，甚至四肢抽搐。

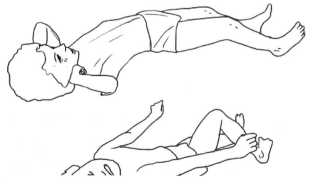

◆呼吸浅而慢。

◆呼吸性碱中毒发生 6 小时以内者，肾脏尚显示出明显代偿功能时，叫做急性呼吸性碱中毒。动脉血 PCO_2 降低，血液 pH 值可能在正常范围之内，如 PCO_2 在 4.3KPA 以下，则血液 pH 值高于 7.43。

◆呼吸性碱中毒发生 6 ~ 18 小时之后，肾脏已显出代偿功能时，叫做持续性呼吸性碱中毒，或叫做慢性呼吸性碱中毒。此时动脉血 PCO_2 虽然仍低，但是多半已得到完全代偿，pH 值多处于正常范围。

预防治疗

★呼吸性碱中毒的预防

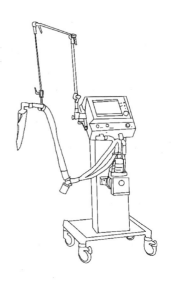

预防最好的措施是积极处理原发疾病。用纸袋罩住口鼻，增加呼吸道死腔，以减少 CO_2 的呼出和丧失，提高血液 PCO_2。也可给病人吸入含 5% CO_2 的氧气。如呼吸机使用不当所造成的通气过度，应调整呼吸机。静脉注射葡萄糖酸钙可使手足抽搐消除。

★呼吸性碱中毒的治疗

◆积极防治原发病。

◆降低病人的通气过度，若精神性通气过度可用镇静剂。

◆为提高血液 PCO_2 可用纸袋或长筒袋罩住口鼻，以增加呼吸道死腔，减少 CO_2 的呼出和丧失。也可吸入含 5% CO_2 的氧气，以达到对症治疗的作用。

◆手足搐搦者可静脉适量补给钙剂以增加血浆 $[Ca^{2+}]$（缓

注 10% 葡萄糖酸钙 10 毫升）。

搐搦症

　　搐搦症是骨骼肌出现的具有疼痛的强烈收缩痉挛。本症常见于血钙降低及碱血症。

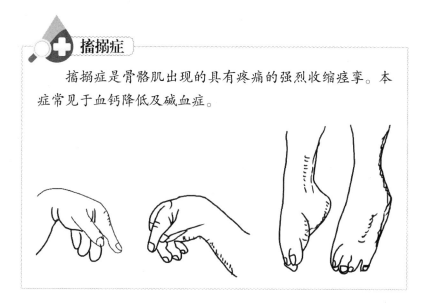

日常保养

★ 在饮食上，不要吃碱性的食物

◆ 强碱性食品：葡萄、茶叶、葡萄酒、海带、柑橘类、柿子、黄瓜以及胡萝卜。

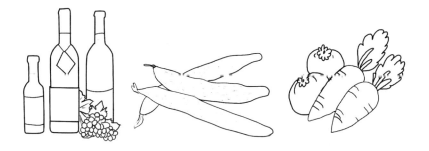

◆中碱性食品：大豆、香蕉、番茄、草莓、蛋白、梅干、柠檬、菠菜等。

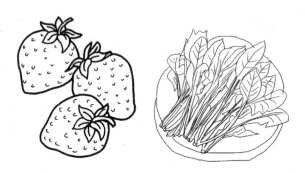

◆弱碱性食品：红豆、苹果、豆腐、甘蓝菜、卷心菜、油菜、梨、马铃薯。

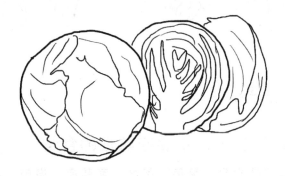

★调整日常生活与工作量

日常生活要有规律地进行活动及锻炼，避免劳累。

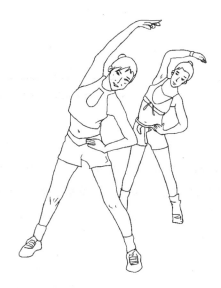

★ 保持情绪稳定

日常生活中要避免情绪激动和紧张。

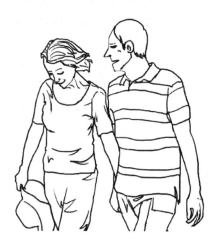

二十一　肺动脉高压

肺动脉高压为一种极度严重的疾病。75%的患者集中于20～40岁年龄段，15%的患者年龄在20岁以下。若不及时治疗，患者的肺动脉高压会逐步加重，甚至导致寿命缩短。多数肺动脉高压相关的症状源自右心衰竭。肺动脉高压分为原发性与继发性两类。

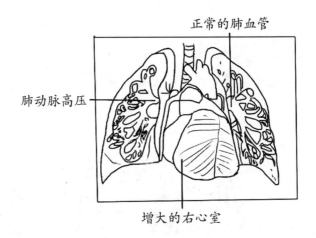

正常的肺血管

肺动脉高压

增大的右心室

认识疾病

★肺动脉高压的发病机制

研究显示，缺氧或者一些氧化物所致的肺血管内皮功能不全，导致内皮源性血管收缩因子内皮素－1（ET－1）/舒张因子一氧化氮（NO）失调，并同其生长因子一起促使肺血管结构重塑造成肺动脉高压。另外，在肺动脉高压发病中起重要作用的还有血清素、肾上腺髓质素、血管活性肠肽以及血管内皮生长因子等。

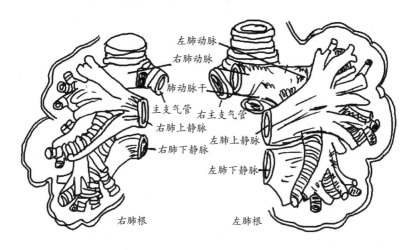

左肺动脉

右肺动脉

肺动脉干

主支气管　右主支气管

右肺上静脉

右肺下静脉　左肺上静脉

左肺下静脉

右肺根　　　　左肺根

★肺动脉高压的病因

◆左心疾病相关性肺动脉高压

约占全部肺动脉高压的78.8%。高血压、糖尿病以及冠心病等疾病的后期经常会并发心功能不全，在中、重度患者中会造成肺循环血流动力学改变和肺血管重构，进一步导致肺动脉高压。

◆先天性心脏病（先心病）相关性肺动脉高压

先心病相关性肺动脉高压主要由心内分流引起。经手术治疗的患者合并肺动脉高压的发生率约是15%，而未经手术治疗的先心病患者合并肺动脉高压的发生率是30%。

◆结缔组织疾病相关的肺动脉高压

包括各种风湿、类风湿性疾病。如干燥综合征、系统性红斑狼疮、血管炎、硬皮病、类风湿性关节炎等都可以引起肺动脉高压，在我国发病人数很多。这一类疾病并发肺动脉高压比例很高，且能显著影响预后，而原发病的识别与处理至关重要。

血管炎

血管炎为一组与血管坏死及炎症有关的疾病。多数病因不明，比较明确的病因有血清病、药物变态反应及感染；乙肝病毒已证实为多种血管炎的病因。临床上分为原发性与继发性两大类。

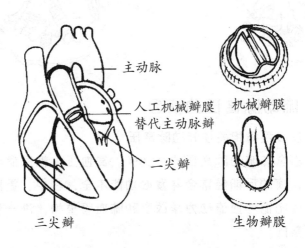

◆缺氧性肺动脉高压

我国是烟草大国，由此导致慢性支气管炎、肺气肿以及慢性阻塞性肺疾病（COPD）等慢性肺部疾病高发；支气管扩张及肺结核等这些疾病最后也会引起肺动脉高压，引起右心衰竭。睡眠呼吸障碍患者也会发生肺血管阻力增加，引起肺动脉高压。

◆慢性血栓栓塞性肺动脉高压

深静脉血栓形成及肺栓塞在临床工作中经常遇到，发病率、致死率以及致残率都很高，由此而诱发的慢性血栓栓塞性肺动脉高压也有很高的发生率，在临床上也很常见。

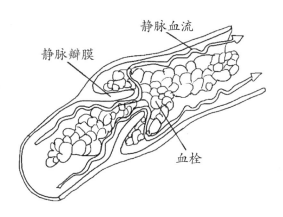

◆其他

如代谢性疾病、血液系统疾病、肿瘤性疾病、血吸虫病以及艾滋病毒感染等均可以造成肺动脉高压。

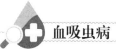 **血吸虫病**

血吸虫病就是由血吸虫成虫寄生于人体所引起的地方性疾病，主要流行于亚、非、拉美的 73 个国家，患病人数约有 2 亿。

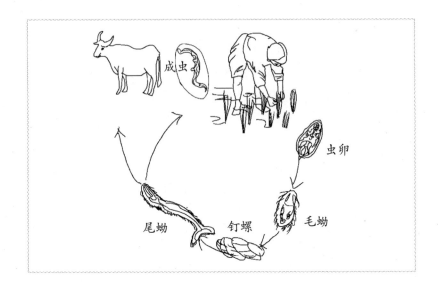

成虫

虫卵

尾蚴　钉螺　毛蚴

★ 肺动脉高压的症状

◆ 劳力性呼吸困难

因为肺血管顺应性下降，心输出量不能随运动而增加，体力活动后呼吸困难常常是肺动脉高压的最早期症状。

◆ 乏力

由心输出量下降，组织缺氧所致。

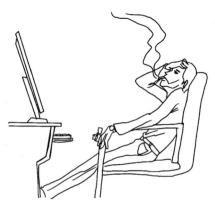

◆晕厥

由脑组织供血突然减少所致，常见于运动后或者突然起立时，也可因大栓子堵塞肺动脉，肺小动脉突然痉挛或者心律失常导致。

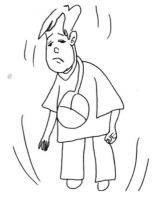

◆心绞痛或胸痛

由右心室肥厚，冠状动脉灌流减少，心肌相对供血不足所致。胸痛也可能因肺动脉主干或主分支血管瘤样扩张所造成。

◆咯血

肺动脉高压可造成肺毛细血管起始部微血管瘤破裂而咯血。

◆声音嘶哑

由于肺动脉扩张压迫喉返神经所致。

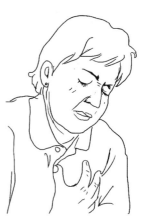

预防治疗

★肺动脉高压的预防

继发性肺动脉高压多与先心病有关，而原发性肺动脉高压目前病因尚不明确。先心病的发生是多种因素的综合结果。

◆戒除不良生活习惯，包括孕妇本人及其配偶，如嗜烟及酗酒等。

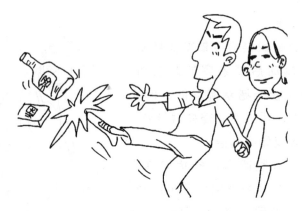

　　◆孕前积极治疗影响胎儿发育的疾病，如糖尿病、红斑狼疮以及贫血等。

　　◆积极做好产前检查工作，预防感冒，应尽量避免使用已经证实有致畸胎作用的药物，防止接触有毒、有害物质。

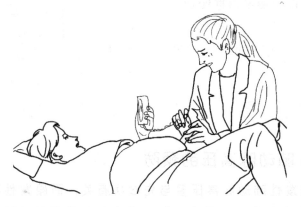

　　◆对高龄产妇、有先心病家族史、夫妇一方有严重疾病或者缺陷者，应重点监测。

★肺动脉高压的治疗

　　◆病因治疗

　　除少数原发性肺动脉高压外，绝大多数肺动脉高压都属于继发性。在肺动脉高压早期原发病治愈后肺动脉高压是可逆的。在晚期，原发病控制之后肺动脉高压则相应下降。如肺血栓栓塞应采用抗凝治疗；二尖瓣病可行瓣膜置换或瓣膜扩张术；肺结缔组织病或胶原病应采用皮质激素治疗；间隔缺损或动脉导管未闭行缺损修补或导管结扎切断缝合术，积极纠正心力衰竭等均为治疗肺动脉高压的关键。

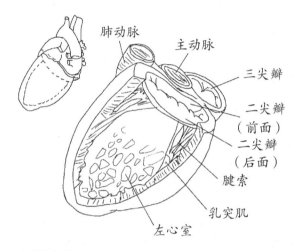

肺动脉
主动脉
三尖瓣
二尖瓣（前面）
二尖瓣（后面）
腱索
乳突肌
左心室

◆扩血管治疗

药物治疗目的是使患者肺动脉压下降，心排血量增加，缓解症状，增强体力。

◆长期氧疗

长期氧疗，即每天供氧＞15小时，连续数月或数年，可用鼻塞法或气管内供氧法。

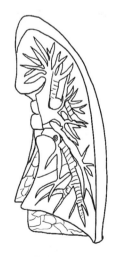

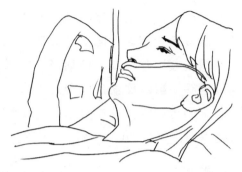

◆抗凝治疗

　　肺栓塞所致肺动脉高压抗凝治疗是关键，正确及时使用抗凝治疗可逆转肺动脉高压，并能避免肺栓塞复发，原发性和先天心脏病所致肺动脉高压，抗凝治疗也有一定疗效。

日常保养

★肺动脉高压疾病日常注意事项

　　◆外出时注意保暖，防止感冒，尽量不去人群密集的地方。

　　◆规律生活，按时作息，切记不要通宵达旦地看电视，使生物钟保持好节律。

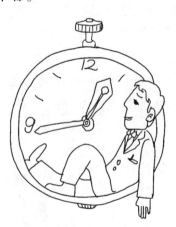

◆情绪稳定，切忌大喜大悲，娱乐要有节制。

◆注意饮食卫生，不吃太油腻的食物，不要暴饮暴食。

◆不要讳病忌医，身体不舒服，不愿跑医院，总是想过了年再说，这是不可取的，现在年假长，容易延误病情，因此要及时与医生联系，及时就诊。

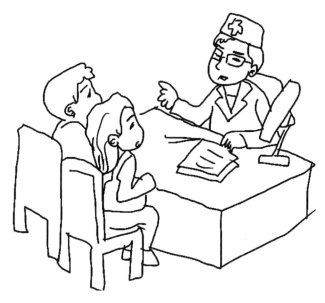

◆必须戒烟。

◆由肺动脉高血压造成的心力衰竭，可卧床静养，用氧气和利尿剂来治疗，氧气可减少肺动脉内的痉挛，而利尿剂可将过多体液排出。

◆除非治好潜在病因，否则肺动脉高血压可能会进一步发作。

◆若肺动脉高血压由慢性肺脏疾病引起，长期的治疗目标在于阻止病情进一步恶化。应预防感冒及急性胸部感染。

◆若脚踝肿大应检查肾脏；有病及时治疗，不要延误。

二十二　肺栓塞

肺栓塞指的是嵌塞物质进入肺动脉及其分支，阻断组织血液供应所引起的病理和临床状态。常见的栓子是血栓，其余为少见的新生物细胞、脂肪滴、气泡以及静脉输入的药物颗粒甚至导管头端引起的肺血管阻断。

认识疾病

★肺栓塞的发病机制

◆血栓形成肺栓塞常是静脉血栓形成的合并症。栓子一般来源于下肢和骨盆的深静脉，通过循环到肺动脉造成栓塞。但很少来源于上肢、头和颈部静脉。血流淤滞，血液凝固性增高和静脉内皮损伤是血栓形成的促进因素。所以创伤、长期卧床、静脉曲张、静脉插管、盆腔和髋部手术、肥胖、糖尿病、避孕药或者其他原因的凝血机制亢进等，容易诱发静脉血栓形成。早期血栓松脆，加上纤溶系统的作用，所以在血栓形成的最初数天发生肺栓塞的危险性最高。

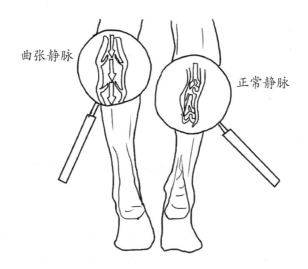

曲张静脉　　　　　　　　　　　　　正常静脉

◆心脏病是我国肺栓塞的最常见原因，占40%。几乎遍及各类心脏病，合并房颤、心力衰竭和亚急性细菌性心内膜炎者发病率较高。以右心腔血栓最多见，少数也源于静脉系统。

◆在我国第二位原因是肿瘤，占35%，远较国外6%高。以肺癌、消化系统肿瘤、绒癌以及白血病等较常见。恶性肿瘤并发肺栓塞仅约有1/3为瘤栓，其余均为血栓。据推测肿瘤患者血液中可能存在凝血激酶（thromoboplastin）以及其他能激活凝血系统的物质如组蛋白、组织蛋白酶以及蛋白水解酶等，所以肿瘤患者肺栓塞发生率高，甚至可以是其首现症状。

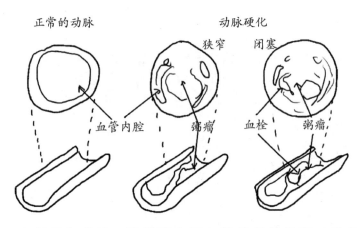

正常的动脉　　　　　　动脉硬化

◆妊娠和分娩。肺栓塞在孕妇数倍于年龄配对的非孕妇，产后及剖腹产术后发生率最高。妊娠时腹腔内压增高和激素松弛血管平滑肌及盆静脉受压可造成静脉血流缓慢，改变血液流变学特性，加重静脉血栓形成。此外伴凝血因子及血小板增加，血浆素原－血浆素蛋白溶解系统活性降低。但是这些改变与无血栓栓塞的孕妇相比并没有绝对差异。羊水栓塞也是分娩期的严重并发症。

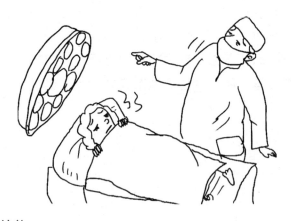

◆其他

其他少见的病因有长骨骨折所致脂肪栓塞，意外事故和减压病导致空气栓塞，寄生虫和异物栓塞。

★ 肺栓塞的病因

肺栓塞患者疾病的易发因素包括：

◆ 血栓

最为常见的肺栓塞由血栓引起，有 70％ ~ 95％ 是因为深静脉血栓脱落后随血循环系统进入肺动脉及其分支的。原发部位以下深静脉为主，盆腔静脉血栓为妇女肺栓塞的重要来源。多发于妇科疾病、盆腔疾病等。

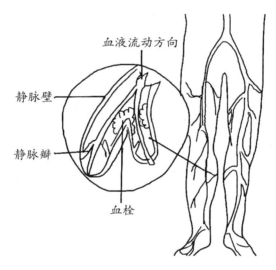

◆ 其他栓子

如有脂肪栓、空气栓、羊水、骨髓、寄生虫、胎盘滋养层、转移性癌、细菌栓以及心脏赘生物等均可引起肺栓塞。

★ 肺栓塞的症状

◆ 呼吸困难

呼吸困难是肺栓塞最为常见的症状，占 84％ ~ 90％，尤以活动后明显，常于大便之后，上楼梯时出现，静息时缓解。呼吸困难可能与呼吸、循环功能失调有关。呼吸困难（气短）有时会很快消失，数天或数月后可重复发生，系肺栓塞复发所致，应予重视。呼吸困难可轻可重，尤其要重视轻度呼吸困难者。

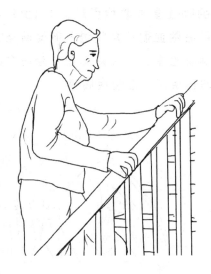

◆胸痛

胸痛约占70%，突然发生，多和呼吸有关，咳嗽时加重，呈胸膜性疼痛者约占66%，通常为位于周边的较小栓子，累及胸膜。胸膜性胸痛的原因尚有争论，但是迄今仍认为这种性质的胸痛发作，不管是否合并咯血均提示可能有肺梗死存在。较大的栓子可导致剧烈的挤压痛，位于胸骨后，难以耐受，向肩及胸部放射，酷似心绞痛发作，约占4%，可能与冠状动脉痉挛及心肌缺血有关。胸痛除需与冠心病心绞痛鉴别外，也需与夹层动脉瘤相鉴别。

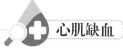

心肌缺血指的是心脏的血液灌注减少，导致心脏的供氧减少，心肌能量代谢不正常，不能支持心脏正常工作的一种病理状态。冠状动脉粥样硬化导致的冠脉狭窄或闭塞是导致心肌缺血最主要、最常见的病因，进而造成心肌缺血缺氧，由此引起的心脏病即大家常说的"冠心病"，因此冠心病是心肌缺血的"罪魁祸首"。

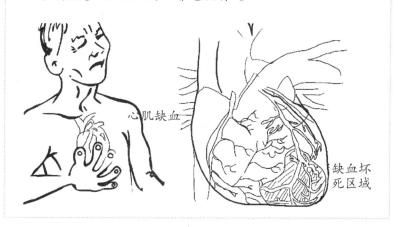

◆咯血

咯血是提示肺梗死的症状，多在梗死之后 24 小时内发生，量不多，鲜红色，数天后可变成暗红色，发生率约占30%。慢性栓塞性肺动脉高压的咯血多是来自支气管黏膜下支气管动脉系统代偿性扩张破裂的出血。

◆惊恐

发生率约为 55%，原因不清，可能与胸痛或者低氧血症有关。忧虑及呼吸困难不要轻易诊断为癔症或者高通气综合征。

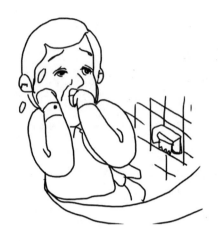

◆咳嗽

发生率约为 9%，多为干咳，或有少量白痰，也会伴有喘息。

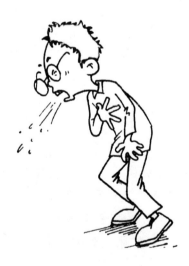

◆晕厥

约占 13%，较小的肺栓塞虽也可由于一时性脑循环障碍引起头晕，但晕厥的最主要原因是由大块肺栓塞（堵塞血管在 50% 以上）所造成的脑供血不足。这也可能是慢性栓塞性肺动脉高压唯一或最早的症状，应引起重视，多数会伴有低血压，右心衰竭以及低氧血症。

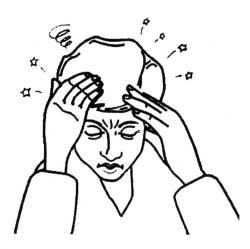

◆腹痛

肺栓塞有时会有腹痛发作，可能同膈肌受刺激或者肠缺血有关。

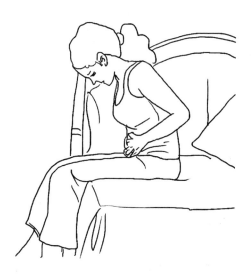

虽90%以上的肺栓塞患者可能有呼吸困难，但典型的肺梗死胸膜性疼痛，呼吸困难以及咯血者仅占28%。

预防治疗

★ 肺栓塞的预防

虽然肺栓塞的栓子可来源于全身任何体静脉系统及右心房、室，但最多还是来自下肢深静脉，所以肺栓塞的最重要预防是针对下肢血栓性静脉炎及血栓形成进行预防。积极医治脚部感染（包括脚癣）和防治静脉曲张等。如果发生急性血栓性静脉炎，应卧床休息，下肢活动减少，同时应用抗生素和抗凝剂。手术和创伤之后应减少卧床时间，鼓励早日下床活动，若需长期卧床者应定期做下肢主动和被动活动，以使血液停滞减轻。慢性心肺疾病患者除积极治疗心肺基础疾病外，亦应减少卧床，有血栓形成或者栓塞证据时可行预防性抗凝治疗。长途乘车、乘机者应适时活动下肢，防止血栓形成。

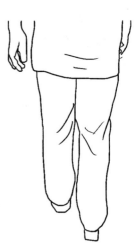

预防肺栓塞的关键在于预防原发病。

★ 肺栓塞的治疗

应进行严密监护，检测呼吸、心率、静脉压、血压、心电图及血气的变化，对大面积肺栓塞可收入重症监护治疗病房（ICU）；为了避免栓子再次脱落，要求绝对卧床，保持大便通畅，避免用力；对于有焦虑及惊恐症状的患者应予以安慰并可适当使用镇静剂；胸痛者可予止痛剂；而对于发热、咳嗽等症状可给予相应的对症治疗。

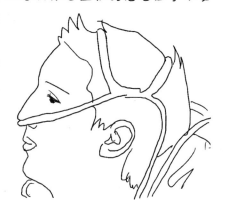

对有低氧血症的患者，采用经鼻导管或者面罩吸氧。当合并严重的呼吸衰竭时，可以使用无创性机械通气或者经气管插管行机械通气。应避免做气管切开，防止在抗凝或溶栓过程中局部大量出血。

日常保养

◆适宜的治疗、休息环境，患者的房间应该安静、舒适，空气新鲜。

◆绝对卧床休息，避免活动促使静脉血栓脱落，发生再次肺栓塞。

◆注意保暖。

◆止痛。胸痛轻，能够耐受，可以不处理；但对胸痛较重、影响呼吸的患者，应给予止痛处理，防止剧烈胸痛影响患者的呼吸运动。

◆吸氧。

◆监测重要生命体征：如呼吸、心率、血压、心律及体温等。

◆定期复查动脉血气和心电图。

◆观察用药反应。

◆溶栓治疗之后的护理常识有:

(1)心理护理。溶栓后患者自觉症状减轻,都会有不同程度的想下床活动的愿望,这时患者应了解溶栓后仍需卧床休息,防止栓子脱落,造成再栓塞。

(2)有效制动。急性肺栓塞溶栓后,下肢深静脉血栓松动,极易脱落,所以要绝对卧床2周,不能做双下肢用力的动作及做双下肢按摩。另外,要避免腹压增加的因素,比如上呼吸道感染,要积极治疗,防止咳嗽时腹压增大,造成血栓脱落;吸烟者应戒烟;卧床期间所有的外出检查都要平车接送。

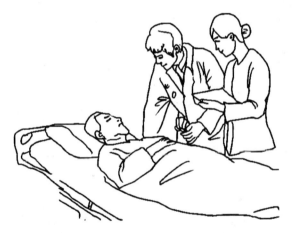

(3)做好皮肤护理。急性肺栓塞溶栓后,卧床时间比较长,平时要注意患者皮肤保护,如床垫的软硬度要适中,保持皮肤干燥、床单平整。在护理人员的协助下,每2～3小时翻身1次。防止局部皮肤长期受压、破损。

(4)合理营养。饮食以清淡、易消化以及富含维生素为宜,少食速溶性易发酸食物,确保疾病恢复期的营养。

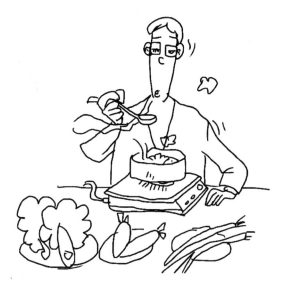

（5）保持大便通畅。除吃富含纤维素的食物外，必要时可给予缓泻剂或者甘油灌肠。

（6）出院指导。患者出院后要做到：

①定期随诊，按时服药，尤其是抗凝剂的服用，一定要保证按医嘱服用。

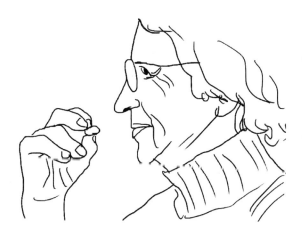

②自我观察出血现象。

③按照医嘱定期复查抗凝指标，了解并且学会看抗凝指标化验单。

④平时生活中注意下肢的活动，有下肢静脉曲张者可以穿弹力袜等，避免下肢深静脉血液滞留，血栓复发。

⑤当病情有变化时及时就医。

参考文献

［1］奇思赫姆－伯恩斯著，张洁莉译.呼吸系统疾病治疗原理与实践（第二版）[M].北京：人民军医出版社，2013

［2］李维华，纪小龙.呼吸系统病理学[M].北京：人民军医出版社，2011

［3］张翔.临床药物治疗案例解析丛书·呼吸系统疾病[M].北京：人民卫生出版社，2012

［4］刘春涛，冯玉麟.临床医学系统整合课程教材—呼吸系统疾病（改革创新）[M].北京：人民卫生出版社，2013

［5］郑西卫.呼吸系统常见疾病家庭必备手册[M].银川：宁夏少年儿童出版社，2010

［6］朱惠莉，任涛，贝政平.呼吸系统疾病诊疗标准[M].上海：上海科学普及出版社，2014

［7］史书达.呼吸系统疾病及传染病防治奇效方[M].赤峰：内蒙古科学技术出版社，2010